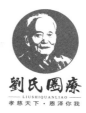

刘氏圈疗体系三步法

刘应凯 著

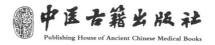

图书在版编目（CIP）数据

刘氏圈疗体系三步法/刘应凯著. —北京：中医古籍出版社，2019.3
ISBN 978-7-5152-1783-3

Ⅰ. ①刘…　Ⅱ. ①刘…　Ⅲ. ①外治法　Ⅳ. ①R244

中国版本图书馆 CIP 数据核字（2018）第 178279 号

刘氏圈疗体系三步法
刘应凯　著

责任编辑	郑　蓉　周　平
封面设计	韩博玥
出版发行	中医古籍出版社
社　　址	北京东直门内南小街 16 号（100700）
电　　话	010-64089446（总编室）　010-64002949（发行部）
网　　址	www.zhongyiguji.com.cn
印　　刷	北京博图彩色印刷有限公司
开　　本	880mm×1230mm　1/32
印　　张	8.75
字　　数	180 千字
版　　次	2019 年 3 月第 1 版　2019 年 3 月第 1 次印刷
书　　号	ISBN 978-7-5152-1783-3
定　　价	68.00 元

前言

好雨知时节

2016年以来,我国中医界,尤其是民间中医药工作者都有一个强烈的感受——中医药迎来了新的春天!《"健康中国2030"规划纲要》的颁布、《中国的中医药》白皮书的发表、《中华人民共和国中医药法》(简称《中医药法》)的出台及一系列重要举措的实施,推动了中医药产业创新升级,中医药在促进民众健康方面的巨大作用,得到越来越多的人的认同,日益生机蓬勃!

2016年11月,在上海召开的第九届全球健康促进大会上,与会专家学者对"传统医学与现代医学融合发展"这一理念深表赞同,认为中医药在健康促进方面的优势是显而易见的。李克强总理在致辞中将健康促进与传统医学联系在一起,上海市科协主席陈凯先院士将目光聚焦在应对慢性病和复杂性疾病上,并向各国参会代表阐释中医药在维护健康方面的独特优势。

国家中医药管理局原局长王国强在中医药创新工作座谈会上,讲了中医药工作五点启示:一是再次证明中医药宝库是中医传承创新的源泉;二是准确把握健康需求是中医药传承创新的目标;三是畅通有序的机制体制是中医药传承创新的保障;四是产学研用紧密结合是中医药科技创新的催化剂;五是迅速的成果转化是中医药科技创新的落脚点。

党的十九大报告提出,实施健康中国战略,人民健康是民族昌盛和国家富强的重要标志,要完善国民健康政策,为人民群众提供全方位全周期健康服务。慢病时代,中医药发展大有作为。对广大中医药工作者而言,这是一个多么令人振奋的消息!对此,我更是感受深刻。

可以说,陕西刘氏圈疗推广中心目前还是个民间中医药小团队,这个小团队在做着中医药传承创新的大事业。我们拥有家传几代的圈疗技法,研发了几种中医药特效制剂,把握住了社会大众健康需求的目标,在社会上拥有一定的影响。发展到今天这一步,急需要机制、体制的保障和产学研用以及成果转化的平台,而这些是等不来的,要靠自己的努力,靠过硬的创新项目,靠疗效,靠良好的社会影响。

春风化雨,时不我待,作为一个中医世家中医药外治技法的传承人,自然是"无须扬鞭自奋蹄"。我们加快了传承推广的步伐,我带队到江南、东北、沿海各地展示、推广,让更多的人知晓刘氏圈疗,给更多的人带来健康。2016年,我们连续到俄罗斯、韩国展示、交流。2017年10月22日,我又带队参加了由"中国医养结合基金会""阿联酋华商联合会"等主办的《中医药瑰宝国际宣展2017走进迪拜暨中医药学术经验传承发展大会》，做了题为《新中医刘氏圈疗体系综合三步法》的发言，从遵循中医学基础理论和人体平衡动态达到身体自治、自愈等方面介绍了刘氏三步法的创新亮点与特色，并在迪拜同仁堂进行义诊，展示了刘氏圈疗体系独有的技法。

让中医药民间技法走出国门，向世界展示中华岐黄瑰宝，促进中医药发展是我们的心愿。两年来，我在外奔波的日子达到200多天，跑了俄罗斯、韩国、迪拜、埃及等国家的十多个城市，国内东北、华南、江南等地的二十多个城市。很多老朋友劝我，你一个七十岁的老人如此拼命，所为何来？我总是淡淡一笑，事情到这一步了，停不下来。

其实，舟车劳顿，风霜雨雪，从来没有让我畏惧过，我的身体素质和超常的精力足以和五十岁上下的人一比高低，这得益于我常年用刘氏圈疗三步法调理养生。如今，春潮涌荡，摧枯拉朽，我怎能不加快脚步呢？

当春乃发生

先父刘俊岑曾写过这样两句诗："药香浴百病，圈疗调众经。"这两句诗可以说是刘氏圈疗的魂魄所在，体现了刘氏圈疗不吃药、不打针，通过表皮渗透药香"浴"百病，如画圈、香灸、贴膏，都是通过外治调理治疗病证，而"圈疗调众经"更是道出了刘氏圈疗调理治疗病证的奥秘，就是说，圈疗的根本就是调理经脉。"痛则不通，通则不痛"，这是几千年来一代代岐黄圣贤总结出的至理名言，"三步法"虽是刘氏独创，却是建立在普遍的中医理论基础之上的。

多数慢性病、疑难杂症的起因都是体质出现"瘀、滞、堵"，引起经络不通，形成病变。随着年龄的增长，身体素质衰弱，旧病不断复发，体质变化加剧，这样的反复过程就是病理生成的过程。

这是一个极其普遍并有很强共性的现象，影响广大民众，影响到整个社会。可以说，中国社会现状急切地需要一种简单易操作、切实有效的调理治疗方法，疏松疏通、活血化瘀、软坚散结、激活免疫系统，构建自治自愈的中医药外治调理治疗体系。

先父以七十年之行医实践，孜孜以求，终成刘氏圈疗体系。余接过先父这副担子也已近二十年了，继先父遗志，传圈疗事业，应凯不敢有半分懈怠。先父用毕生心血，把刘氏几代人的探索集为大成，把刘氏圈疗这个"圈"划圆了。我的使命就是传承、发扬光大，就是把这一家传技法传给广大民众，让更多的人掌握该技法，让这个"圈"更好地服务于社会，让天下人受益，这才符合先父研创"圈疗"的初衷。

不同于有的民间中医药技法，刘氏圈疗不是单纯的一种治病手段和方法，而是一个完备的调理治疗系统。从手法上讲，采用了揉术按摩、香灸、贴膏等；从功效上讲，可调理治疗多种慢性病、疑难杂症；从技法上，可灵活应用，根据"人中的病，病中的人"具体情况采取配伍组合，亦可单独使用揉术、香灸、贴膏，真正做到了个体个疗。

本着大道至简的原则，我把刘氏圈疗体系归纳总结出"三步调理法"，经过数年来大量临证应用和观察，不断改进完善，形成一个完整的中医药外治调理治疗体系，更加简单易操作，简单到任何一个人一学就会，一用就灵，实现了"简、廉、验、效"，提升了刘氏圈疗的价值。

同时，我们对三步法调理治疗体系和标准操作程序不断完善，规范病案管理，强化科研成果的转化，倾注技术力量积累数据、编写教材，与中医药研究机构、中医药管理机构、中医药学会紧密联系，取得技术上的支持，做到精准规范，每一项技术标准及操作手法乃至取穴给药都经大量临床案例验证。并本着易操作、可复制推广的宗旨，通过各种国内外大型学术交流会议进行圈疗技法和产品的展示与讲座，开设特色疗法培训班，建立刘氏圈疗网络培训学校，开通网上会诊、"刘氏圈疗微信益课堂"等一系列创新举措，不断扩大影响，完善体系建设。把家传技法无保留地公之于世，让广大群众一看就懂、一学就会。

"三步法"在养生保健、医疗治病两大领域都展示出强大的功效及作用，初次走出国门就引起俄罗斯、韩国相关人士密切关注，相继为刘氏圈疗打开合作的通道。

大医当济世

全球健康促进大会的风向标显示出一条重要信息，那就是要将货真价实的专业养生保健知识传递给普通民众,让中医药制剂深入到人们生活的方方面面,实现中医药的普惠。

随着社会的发展,人口老龄化程度的加剧,慢性病呈现高发态势,严重影响民众的健康,同时也给他们带来沉重的经济负担。基于此,党和国家把中医药发展摆在卫生事业重要位置,在中西医并重方针指引下,中医药事业发展格局更明确、路径更清晰、动力更强劲。国家促进了公共卫生服务均等化,强化对慢性病的管理,"改治为防",以求从根本上解决这一实际问题。

2017年初在京召开的全国中医药工作会议提出,今后将突出发挥中医在治未病、重大疾病治疗、疾病康复中的作用,进一步提高中医药的服务能力。国家中医药管理局原局长王国强强调:"三个作用"是满足人民群众健康需求的根本要求。一要在治未病中发挥主导作用,坚持预防为主,在健康评估、预测、干预等方面提升核心竞争力,在疾病预防控制方面发挥龙头作用;二要在重大疾病治疗中发挥协同作用,一方面要努力提高中医药防治重大疾病的能力与特色,另一方面强化中西医临床协作,开展联合攻关,形成中西医共同参与、独具特色的诊疗方案;三要在疾病康复中发挥核心作用,使中医药成为疾病康复的首选和重要手段。

这正是我们广大中医药工作者努力的方向,在中医药的春天里,全国各地中医业内涌现出很多新思路和好方法,广大中医药工作者热切地投身于时代的健康大业。

百舸争流,奋楫者先。

创新型的刘氏三步法的核心理念是：以中医药外治法，针对每个人体质的不同情况，辨证论治，个体个疗，重点是解决人体新陈代谢及循环问题，因为只有人体代谢系统功能正常，气通血畅，筋经脉络活动自如，人的整体健康状况才能提升。以"人中的病、病中的人"作为调治目标，软坚散结、活血化瘀，调理治疗慢性病和疑难杂症，服务于亚健康和慢性病人群。

任何一个好的民间中医药技法和创新项目，只有广泛应用于人民大众的健康事业时才有价值，刘氏圈疗三步法为治疗慢性病、疑难杂症提供了一条新的途径。刘氏圈疗三步法经历了实践的检验，跨越了国界和种族，以良好的功效证明它是一种普遍适用的中医创新方法和传承项目，是对中医药学的创新和贡献。

本书从宣传普及中医药外治法、推广传承刘氏圈疗三步法这一中医药民间技法的角度，就"三步法"之理念、操作方法及临证效果的观察作以陈述和探讨，旨在为广大民众提供一种简便易行的调理治疗方法，倡导科学保健养生理念，为创新大中医、共同促进全社会大健康事业奉献刘氏圈疗的绵薄之力，同时，希望得到中医药界广大同仁和专家学者的指正。

刘应凯

目录

第一章 三步法释义 ······ 1
　第一节　慢病时代——中医任重道远 ······ 1
　第二节　传承创新——创立综合外治体系 ······ 20
　第三节　三步法——刘氏家学之结晶 ······ 34

第二章 三步法机理 ······ 54
　第一节　刘氏揉术——疏通经络促进代谢 ······ 54
　第二节　刘氏梅花香灸——调节阴阳行气通络 ······ 66
　第三节　刘氏自制药膏——拔毒祛热消肿止痛 ······ 84
　第四节　三步法+圈疗——软坚散结防癌抗癌 ······ 94

第三章 三步法流程及标准 ······ 108
　第一节　辨证论治 ······ 108
　第二节　刘氏揉术技术标准 ······ 126
　第三节　刘氏梅花香灸标准 ······ 147
　第四节　刘氏自制药膏标准 ······ 161

第五节 运用指南 ………………………………… 169
第六节 圈疗技法 ………………………………… 177

第四章 三步法临证 ……………………………… 181
第一节 慢性病调理 ……………………………… 181
第二节 疑难杂症调理 …………………………… 200
第三节 常见病调理 ……………………………… 215

后记 ………………………………………………… 248

第一章 三步法释义

第一节 慢病时代
——中医任重道远

一

2016年11月21日，第九届全球健康促进大会在上海召开；2016年12月6日，我国首部《中国的中医药》白皮书发布；同年12月25日，第十二届全国人民代表大会常务委员会第二十五次会议经表决通过《中华人民共和国中医药法》，这是中国首部中医药法，自2017年1月1日起实施，对于中医药行业发展具有里程碑意义。

在2016年里，还有很多其他中医药大事件。我国中医药的重大政策频频出台，旗帜鲜明地表明：中国将学习借鉴各种现代文明成果，坚持古为今用，推进中医药现代化，切实把中医药继承好、发展好、利用好，努力实现中医药健康养生文化的创造性转化、创新性发展，使之与现代健康理念相融相通，服务于人民健康，服务于健康中国建设。

大步向前的步伐、紧锣密鼓的节奏展示出中医药发展的新貌,不仅唤醒了我国更多人民对中医的热情,也更加吸引世界各国人民关注的目光。

为什么几度"门前冷落车马稀"的中医药会突然间"车如流水马如龙"呢?这不是偶然的,是不以人们意志为转移的。简单地说,这是因为"慢病时代"的来临。

那么,这个"慢病时代"究竟是怎么个性质?它怎么就来临了?而且是全球性的?

"慢病时代"可以说是社会发展、人类文明发展的必然产物。随着社会的发展、气候的变化、生活环境的污染以及老龄化社会的来临,尤其是现代工业高速发展,过度发掘对自然环境的破坏,给人们的生活和健康带来极大的危害,出现了很多怪病,慢性病、疑难杂症成为普遍现象,而且久治不愈,越治越多,扰乱了人们的正常生活,威胁着人们的健康,给社会敲响了警钟。

所谓"慢病时代"就是指这种社会现象。首先是慢性病发病率快速攀升,病种增多,出现很多以前没有的怪病,而且成为构成死亡原因的主要因素,疾病造成的死亡前十位原因中,慢性病占了80%以上。慢病难治的原因有很多,其重要的一条是致病因素不局限于外在的细菌病毒,更多的是当今社会人们内在的生活失速、免疫失控、功能失调、焦虑不安等原因。也就是说最主要的导致疾病的原因已不是生物学因素,而是生活方式和行为方式。这个变化使发达的西方医学也很困惑，先进的药物不管用了，被疾病困扰的患者四处求医，反复治疗，花费巨大，却不能摆脱疾病的困扰，导致疾病越来越难缠，慢病的病程越来越漫长。

随着医学的发展，过去很多严重威胁人类生命的疾病逐渐被治愈，很多医学难题被攻克。但是，慢性病这个怪物，却悄然增长、蔓延。

其实，从中医角度出发，从根本上说，慢病就是生活方式病。根据世界卫生组织研究，人的行为方式对健康的影响越来越明显。有资料显示，除去遗传和环境因素，生活方式在人的健康因素中占60%以上。因此，预防胜于治疗，只有全社会参与健康促进事业，才能使全体人民健康水平得到提升，也才能有效减少患病人数，从根本上扭转医疗的被动局面。

显然，必须要对医学的目的做根本性的调整，把医学发展战略转向预防疾病、维护健康的方向，才能适应"慢病时代"的需求。

中医的特征与西方医学不同，中医的特点体现在精神的整体层面，不是依靠发达的仪器和数据，而是依靠经验的积累，取类比象，并且强调整体、强调多因素之间的相互联系，注重辨证施治，注重和患者的沟通和互动，求整体效果，治病以人为本。中医药治疗慢性病和疑难杂症是整体多靶点、多层次作用的调节，强调三分治七分养，激活人体自愈能力，从根本上解病除症。因此，在"慢病时代"，中医药体现出它独特的优势。

正如德国汉学家和中医学者波克特所言："中医是成熟的科学。"想想看，我们在几千年前就有了《黄帝内经》《神农本草经》《伤寒杂病论》等医书，早已形成了完整的中医理论体系，而且很早就有了自己的药物学专著，确立了中医辨证施治理论体系与治疗原则。中医的认识论不是聚焦在治疗某种疾病上，而是从人的整体考虑，认为人体是一个有机整体，脏腑经络、四肢百骸都是相互联系、相互影响，同时，人体与自然界也是一个密不可分的整体，这种天人合一的理论基点恰恰与"慢病时代"的特征吻合。

当代人类不能没有中医，中国社会大健康事业不能没有中医！"中医药是'慢病时代'的中国方案"，不仅是对中国人民的方案，也是给全世界人民的方案，是中华民族对全人类的贡献。

二

"治未病"是中医药的核心理念。今天，更多的人已经看到现代医疗的局限，面对医疗难题，许多国家开始把目光投向东方传统医学，中医药也越来越显示出其独特价值。

在我国，慢病比如说癌症，正严重威胁着人民群众的健康，也是医务工作者一直苦于应对的难题。

我们知道，癌症的成因是细胞基因变异导致。但这种变异存在于每一个人的体内，人体每天产生无数新生细胞，这些新生细胞中，某些可能会发生癌变。在人体免疫力正常的情况下，免疫系统会及时吞噬消灭癌细胞，把它控制在一定数量范围之内，不至于大量繁殖。当人体免疫功能下降到一定程度，不能对癌细胞进行识别、消灭的时候，癌细胞便会大量繁殖，逐渐形成肿瘤。由于癌细胞具有繁殖快、消耗能量大的特点，所以会大量消耗人体营养，侵占正常组织，继而引发消瘦、疼痛、器官功能衰竭等临床表现。

所以，对于癌症患者来说，癌细胞并不可怕，如果能够提高自身的免疫功能，使机体能够完成对癌细胞的灭活，机体的康复并不是不可能的。《素问·刺法论》曰："正气存内，邪不可干。"这就是告诉我们，只要正气充足（免疫力正常），邪气（疾病）就不能侵入我们的身体。就是说，当一个人身体出现癌细胞，首先要做的是恢复他的免疫功能，增强机体抗癌能力。

癌症种类极其多，如血癌、骨癌、淋巴癌、肠癌、肝癌、胃癌、盆腔癌、肺癌、脑癌、神经癌、乳腺癌、食道癌、肾癌等。似乎，人体每一个部位、每一个器官上都有生癌的可能，比如，为我们奉献出文学巨著《白鹿原》的陈忠实先生就是因舌癌去世。

癌症的成因很复杂，但有一条简单而重要的因素：瘀堵。瘀血阻滞是肿瘤的主要病因之一，许多医家都有这方面的论述。在恶性肿瘤患者血液中，有癌细胞或者癌栓微粒，当患者血流不畅、瘀血停滞，便会引起癌细胞的扩散。

西医治疗癌症通常是手术、放化疗，这与人体的运行规律是背道而驰的。手术割掉肿瘤，并不能解决癌细胞再生问题，反而破坏了正常组织结构，大伤元气。放化疗在杀死部分癌细胞的同时，摧毁了人体免疫功能，杀敌八千，自损一万，失去对抗癌细胞控制的内在动力。许久以来，大家都看到，大多数癌症患者在放化疗、手术治疗之后半年至一年之内病情恶化，甚至死亡。但是，明知道这样一个结局，为什么还有那么多的患者前赴后继地"慷慨赴死"呢？

这里有两个问题：一是人类对癌症还没有切实有效的治疗方法，就西医而言，做放射、动刀子是可行的方法，而且还有治愈的例子。所以，人们在求生愿望的支配下，一个个去重复这样的悲剧。

另一方面是认识的问题，对人生、对疾病不能持有科学的、理性的态度。"癌症乃不治之症"，这话已经流传多年了，但真落到某个人身上，几人能做到坦然面对死亡呢？当然，这里并不是说得了癌症的人就只能等死，而是要在全面了解自己的病况之后做出理性的选择。大家都看到或听说过，国内、国外有些医务专业人士当得知他们身患癌症的时候，没有去动手术或化疗，而是冷静地安排好各种事务，去远方旅游或到深山老林里养生，本是打算度过生命中最后的时光，结果有些人的癌症反而不治而愈。当然，这种"不治而愈"的案例只是少部分幸运者，大多数癌症晚期患者都难有这样的好运，要不怎么叫"不治之症"呢？

人类发展过程中，对事物的认识越来越深刻，经验也越来越丰富。现在人们普遍形成走进自然、回归自然的生活理念，这是一种好的趋势。身患疾病时，人们也会更多运用大自然赐予的中药解除自身疾病。

先父刘俊岑行医70余年，毕其一生的心血主攻肿瘤、癌症，亦曾治愈无数癌症患者，"癌瘤克星"的美称在民间广为流传。但他多次讲过，对于癌细胞已扩散的患者只能是减缓其痛苦，进入癌症晚期的患者最大的痛苦是"疼痛"，很多患者最终是"痛"死的。但是，很多初现肿瘤、癌症的患者可以通过中药调理治疗，只要能及时控制肿瘤的发展，疏通经络，改变身体局部"瘀、滞、堵"状况，就能防癌于未"变"、未"移"。但很多人因为没得到及时正确的治疗，再加上癌症极其复杂多变的病理，医院误判、误诊极易发生，导致病情延误而一步步成为癌症的受害者。

说到这里，对于癌症的正确治疗方法就比较明确了。首先，应该提高人体免疫功能，补足人体正气，使人体逐渐恢复自体免疫修复功能；其次，就是要促进人体气血、经络、脏腑功能的运行。在中医看来，肿瘤、癌症不过就是气血痰湿阻塞导致，只要人体脏腑气血运行正常，自然就会把这些瘀堵的代谢产物排泄出来。通常来说，恶性肿瘤患者免疫功能低下，特别是经过手术、放射治疗等治疗后极易出现贫血、白细胞减少。中医辨证多表现为脾肾阴虚、气血不足、气血两虚、肝肾阴虚、肝胃不和等。中医治疗癌症的途径主要是活血化瘀、扶正固本，以改善贫血，促使白细胞上升，增强免疫力。

各种慢性病,包括癌症,是生活环境、生活方式等多种原因导致。说起来似乎很复杂,但中医经典理论里早有精确而明晰的论述:外有六淫,内有七情。六淫:风、寒、湿、暑、燥、火;七情:喜、怒、忧、思、悲、恐、惊。这"六淫"与"七情"是必然存在的自然现象,并将伴随我们一生,难道说疾病就是不可避免的吗?

今天,人们普遍注重养生保健,注重健康生活,纷纷学习各种养生保健方法,这是一种好的社会风尚。我再给大家一条建议:认真了解一下"六淫"与"七情",改变自己生活中的不良习惯,与大自然和谐相融,把握调控自己的情志,疾病并非不可避免。

"风、寒、暑、湿、燥、火"是自然界六种不同的气候或环境状态,人生来与之相伴,直到终老。不过人体有自然调节之功能,与之相融。只有在季节反常变化,极端气候超过人体所能适应的限度,如过冷、过热或空气严重污染等极端现象,或者是因自身衣着不当,才会致"六淫"入体,疾病这位不速之客便强行登陆了。"六淫"邪气多经体表皮毛或口鼻侵入,病患多与季节、气候及居住环境有关。如春季多风证,夏季则易患湿证,秋季则患燥证,冬季多寒证,如最常见的感冒、风证等。我们虽改变不了气温变化,但我们能尽量让自己与之相适应。比如关注天气变化,随时加衣,避开风口、过阴之处,炎夏之时不要贪图空调凉气,室内空气要时时换新等。

三

增强体质保护意识，注意生活方式，可以一定程度地避免"六淫"入侵，而要防止"七情"对人的伤害则要难多了。因为"七情"是看不见的，却时时伴随着我们，左右着我们的人生，影响着我们的体质变化及生活质量。

所谓"七情"，即喜、怒、忧、思、悲、恐、惊七种情志变化，也就是人们常说的"心情""情绪"。人人都有情绪，并在不断地变化之中，是一种微妙的心理活动。很多人想不到的是，这种看不见的微妙的心理变化却是影响健康的重要因素。

首先，"七情"与脏腑的功能活动关系密切。在日常生活中，我们每时每刻都在发生情绪的变化，高兴、着急、发愁、生气，都是正常现象。但是，当一个人突然遇到重大事件，受到强烈刺激，过悲、过怒甚至过喜，而又沉湎其中久久不能自拔时，一连串的问题就会出现，脏腑气血功能紊乱，脾胃不和，疾患陡生，有的还导致神经系统错乱。

我有一个朋友，是铁路系统某单位领导干部，一家人在北京生活得挺好。2016年夏与他见面时吓我一跳，这位一向仕途得意、气宇轩昂的老友突然一夜白了头，面容憔悴、暗淡无光。原来，就在这一年，他儿子炒股连连爆赚，几个月内赚得百万。还没等全家人高兴多久，儿子精神失常，后来精神分裂，彻底疯了。四处求治无果后，老友成了这个样子。谁能想到,"喜"也能把人击垮,而老友深深陷入"悲"的泥潭,其结果可想而知。

古人说"内伤七情","七情"致病有别于"六淫"之邪从口鼻或皮毛入体,而是直接影响脏腑,直接导致多种疾病的发生。脏腑的生理功能依赖于气的温煦、推动和血的滋养,"七情"过激可直接影响内脏生理功能,而产生各种病理变化,这就是《素问·阴阳应象大论》中所说,"怒伤肝""喜伤心""思伤脾""忧伤肺""恐伤肾"。不同的情志变化对各个脏腑有不同的影响,使脏腑气机逆乱、气血失调,从而导致各种病证的发生。上面提到的那位炒股者,就是过"喜"造成的——股票连连获利,惊"喜"不断,"喜"伤心,持续的狂"喜"终于让小心脏承受不了。这位做父亲的对这突降的灾祸既"忧"又"恐",肺、肾俱伤,难有好转。

人之七情属精神活动范畴,通常的波动不会危害人的健康。只有强烈的精神刺激、长期消极情绪或精神紧张,才会影响人的健康。在日常生活中,大家要注意调整自己的情绪,保持人体的阴阳平衡状态,保证机体各项生理功能的正常运行。在这里,我把"喜、怒、忧、思"四种主要的情志简单讲一下,便于大家把控调整自己的情志。

"喜"为心志,心主血、主神明,喜悦时人体气血运行加速,面色红润,对疾病的抵抗力增强。俗话说"人逢喜事精神爽",人在高兴时思维活跃,做事能力强,甚至连胃口都特别好,久则心宽体胖,这种状态有利健康,当然是最好的。但

"过喜"就是一种异常的情志了，会出现心悸、失眠、多梦、胸闷、头晕、头痛、心前区疼痛等。严重的甚至会出现神志错乱、嬉笑不休、惊恐不安等症状，可导致精神、心血管方面的疾病发生。

古人云："祸兮福所倚，福兮祸所生。"生活中有太多的教训告诉我们，人要戒贪心，不可把名利看得过重，保持平常心，不要过分地追求"喜"。

"怒"为肝志。当个人意志和活动遭到挫折时，会表现出以愤怒、紧张情绪为主的一种情志活动。怒伤肝，表现为肝失疏泄、肝气郁积、肝血瘀阻、肝阳上亢等证。出现胸胁胀痛，烦躁不安，头昏目眩，胃肠痉挛，呼吸急促，血压上升，血液黏滞度增高。长此以往，会使人患上高血压等心脑血管疾病。

无论是古代还是今天，很多人把"制怒"二字作为座右铭，时时提醒自己，不要让怒气扭曲了自己判断处理事情的能力，不要让怒火伤害自己的身体。在日常生活中，"怒"是最容易出现的一种情志，尤其是在变革时期的今天，人们生活中的烦恼、对社会现象对事物的不满，极容易使人发怒。养生保健首先要从养心、养肝做起，要提升自己的修养，宽以待人，使怒气消弭于无形。

"忧"为肺志。肺是表达人的忧愁、悲伤情志活动的主要器官。我们看到，当一个人忧愁时，会痛哭流涕，这主要是因为肺开窍于鼻，肺主气。肺主皮毛，常忧愁的人面部皱纹会增多，并出现肺气抑郁，耗散气阴，出现感冒、咳嗽等症状，久之成疾。

人生在世，谁都免不了愁闷、凄苦、忧虑的缠绕，而且往往是别人帮不了的，完全靠自己才能走出阴霾。要认识到，忧愁、哭泣于事无补，要有意识地让自己内心强大起来，持豁达乐观的生活态度。

"思"为脾志。思是精神高度集中地思考、谋虑的一种情志，人的思虑的情志活动主要是通过脾来表达。"思"，是我们每个人每时每刻都在进行的正常的情志活动。但人们对某件事情长期过度思考或焦虑，精神高度集中，心执一念，饮食起居全不在意，久之伤脾，则出现气血不足、头昏乏力等症状。

以上说的四种情志都属于精神状态的反映，精神状态对于人体的阴阳平衡、气通血畅、脏腑功能有着十分重要的影响。同时，当人体阴阳、气血、脏腑发生问题时，人的精神状态也会出问题，形成一种恶性循环，中医常说因郁致病和因病致郁就是这个道理。我们在用刘氏圈疗体系三步法为病人调理治疗时强调要与病人深度沟通，掌握病人的情志活动状态，通过心理引导和三步法调理，把病人的精神调整到最佳状态。但有一点要告诉大家，如果主要病因是情志活动引起的，医家的引导和调理都是有限的。解铃还得系铃人，要靠患者切实认识到自己的心病在哪里，积极配合医方调理治疗，从根源上解决问题。

四

人在步入中年之后，常会感到四肢酸、胀、痛、麻，这是皮下组织"瘀、滞、堵"，使局部循环系统阻滞，这种阻滞扩展、蔓延，并影响到脏腑时，多种疾患就形成了，所谓一体多病就是这样形成的。我们知道，病证的生成都有一个由轻到重的过程，初期只是局部轻度的不适，患者通过服药治疗会得到缓解，但深层的病根无法用单一的药物解决，所以，看似治疗缓解的过程其实也是病患发展演变的过程。那么，怎样才能在初期就从根上调治，祛除"瘀、滞、堵"的隐患呢？

刘氏三步法就是奔着这个目标努力。

人体内水分达百分之七十，当然这个水分包含血液、体液、津液等各种液体物质，液体流动于身体各个部位。打个比方说，人体像一个小湖泊，这个湖泊的水应该是流动的、清澈的，但是由于这个"水源"由各种成分构成，容易产生杂质，容易形成瘀堵。比如人体的脂肪形成的液体、排出的高浓度钙、坏死细胞、尿酸钠等人体垃圾在这个湖面漂浮、堆集，污染湖水，并阻挡湖水的流动。人体的经络交汇处、骨关节，是这个湖泊流动的瓶颈，最容易被堵塞。一旦流动受阻，杂物堆积，形成沙粒状物质及黏性物质，把筋、经、脉粘连在一起，造成经络不通、新陈代谢受阻，进而筋骨粘连，韧带组织、肌肉组织、淋巴系统失调，病患缠身。

如何攻克这种难解之危局？

刘氏圈疗体系三步法

我在多年的临床工作中分析总结了这种变化的过程及其规律，遵循中医药外治原理，以整体眼光，综合调理，寻"瘀、滞、堵"之根源，调理体质平衡，激活免疫力和人体自愈能力，排除杂物，清理通道，让"湖水"变清澈，流动通畅，"流水不腐"。

说"瘀、滞、堵"，先要说说寒湿。寒湿是由表及里逐步向里渗透的，寒湿之气会向骨关节入侵，使人体局部从外向里、再由里向外发生器质性病变。这种深层发生的病变，一般的治疗方法和药物难以奏效，要通过综合调理治疗，从深处迫出寒凉湿气，才能达到调治效果。如果治疗方法不对，就会产生反作用，使"瘀、滞、堵"加重，局部细胞坏死，肌肉萎缩，大量生理垃圾堆积，代谢不出体外，形成恶性循环，病证由此加重。

有的人虽然一定时期内不会形成病证，但寒热虚实，热胀冷缩，影响循环，造成不平衡，一些部位形成"瘀、滞、堵"，使人体局部产生酸、胀、麻、无知觉的症状。体表水湿滞留，受寒凉突变，形成水肿瘀滞，造成体内寒湿难以排出体外，局部体温发生变化，同时也造成积液无法流动排出体外，渐成虚胖体质，久之，影响循环，形成病证。

很多患者都有这样的经历：感觉身体不舒服之后，开始找医院看病，这家看不好找那家，西医看不好找中医，小医院看不好找大医院，病情时好时坏，各家医院治法不同，患者自己也越来越说不清病因，只是觉得越看病越多，越看病越重。这个历程往往持续好几年，这期间病没有得到根治，大量吃药却对脾胃、肝肾造成影响，渐渐地，脾胃受到严重伤害。脾胃不和，消化不良，食欲大减，影响营养吸收，进而造成人体营养缺失，动能不足，这就对整个身体产生影响，功能失调，阴阳失衡，人体逐渐衰弱。

刘氏三步法强调：治慢病首先要给大家倡导一种理念，即慢病，重在治未病，重在从根治理，重在患者对自己的身体有一个清楚的认识。

中医创新就是要突破常规的思维模式，在临床实践中，找到临证中的不同反映变化，作为总结临床理论的依据，以新理念不断完善调理治疗方法。刘氏三步法是从实践中一点一点摸索总结出来的，对各种方法融会贯通，经过分门别类的验证。那么，刘氏三步法这个创新项目，新在哪里？独到之处在哪里？

它把独立功能与疗效的每一步，综合叠加在一起，配合恒久持续的贴膏效应，构成了三步法调理治病的特殊作用。常有人问我：三步法通过什么途径达到治病的目的？归纳起来有这么几点：三步法通过通经络、调三焦、顺气血，疏通五脏六腑，让脏腑之间相互贯通，修复细胞功能、新陈代谢功能，激活免疫功能，从而恢复生理结构。结构调理要对阴阳平衡、经络气血的贯通、新陈代谢功能的状况有根本性的调治效果。经络通，气血畅，病自消。

这里说到了三焦，三焦不通是各种慢性病生成的根源，三焦与人体内分泌系统和循环系统有密切联系，与气血、经络、体液密切关联，形成一个大循环。第一步，通过揉术疏松，疏通三焦，疏通人体各主要脉络通道，软坚散结，改变机体"瘀、滞、堵"的状态，排泄寒湿毒素。十病九寒，病证反应的点线面，也就是经络、脉道、穴位点区，往往都是由于寒凉、湿热引起体内物质发生炎症，造成红肿、酸麻胀痛等问题。第二步，梅花香灸使互补性热能量直通筋经脉达各脏腑，进一步辨病识病，找到病源关键处灸透，把内部深层的寒湿散出体外。第三步，贴膏起到持续加固揉、灸的功效，进一步活血化瘀、除湿利水、消炎止痛，使三步法的功效叠加、持久。

　　民间中医各种调理治疗方法和家传的绝技，其实并不神秘，因为任何好的方法都来自最基本的临证实践，都是从实际应用中摸索总结出来。比如刘氏三步法，为什么是三步？每一步之间如何衔接？针对不同病证如何应用？每一个细节，我都是先在自己身上做实验，再在临证中观察总结，一点一点，以滴水穿石之功积累而成。我已是古稀之年，十几年来，通常中老年人所患的各种慢性病在我身上都出现过，如骨关节疼痛、高血压、颈椎病等，我用家传刘氏圈疗体系三步法一一调理治疗，都及时消除了症状。这使我常常惊叹我国传统医药的神奇，对我们家族代代相传的圈疗体系三步法充满信心，坚定我把这个好方法传承下去、惠民济世、孝慈天下、为国家大健康事业奉献一分力量的信念。

三步法调理治疗骨关节病：双膝骨关节炎案

2017年春节过后不久，我接到一个从重庆打来的电话，听声音是一位年长的女士。她说："刘医生，我是一个重庆的腿疾患者，膝关节长骨刺，疼痛已经二十多年了，现在越来越厉害。一个北京的朋友向我介绍你们刘氏圈疗，请问我这种情况能治吗？"

我说："多年慢性病想一下子治好是不太可能的，但经我们调理治疗达到一定程度的缓解是有把握的。"

次日，这位患者就从重庆驱车千里来到刘氏圈疗中心。这位患者姓蒲，年已八旬，是巴渝金融圈赫赫有名的女企业家，可谓事业有成。但进入老年后饱受腿疾困扰，出行需挂拐杖。几年来，为治疗腿疾，老人四处打听，跑了不少地方，求了不少名医，但腿疾缠绵不休，终无良果。一个偶然的机会，老人从一位北京的朋友那儿听说刘氏圈疗调治颈肩腰腿痛口碑不错，便给我打了电话，看过太多名医的蒲女士想必是抱着几分期待、几分碰运气的心理来到圈疗中心。

老人讲述了多年来腿疾带来的苦恼。虽已八旬高龄，但言谈干练、气度不凡，大企业家、女强人的风采依稀可见。说实话，我当时心理压力还是很大。这样一位见多识广的女强人，什么样的名医没见过？什么样的大医院没去过？我调理后有效果便罢，倘若没有呢？何况这是多年的沉疴顽疾，哪有一种疗法敢说一定有效果呢？但中医就是这样，当病人坐在你面前时，你没有退路，只能使出浑身解数为患者治疗，只能用疗效说话。

蒲老在西安有三天时间，我用三步法每天为她调理一次。

第一次调理后，她说局部疼痛缓解，但没有太明显的感觉。

第二天调理后，老人说整个下肢感到许久以来没有过的温暖。

第三天，我对老人全身进行了深度疏松，对膝盖周围进行了重灸，脏腑区域和下肢贴膏，整个过程用了近三个小时。调理完后，老人面色红润，精神大增。下调理床后，老人试探着迈开双腿，便向外走去。我看到她带进来的拐杖忘在窗下，便拿在手里随她走到客厅。在客厅，她依然在试着弯曲双腿，并走来走去。我说："您的拐杖忘记了。"她这才如梦初醒大喊起来："我可以扔掉拐杖啦！我不用拐杖也能走路啦！"

那一刻的惊喜令人难忘！不光是老人那份喜不自禁，那份获得重生般的惊喜感染着在场的每一个人，同时也是我多年来为病人调理治疗之后最欢喜的一刻，自己苦苦钻研，千般辛苦，都在这一刻的惊喜里融化。

老人仍然担任着企业的董事长，事务繁多，三天调理之后，老人高兴地返回了重庆。回到重庆后，老人的变化使家人和公司的同事们大吃一惊：都快坐轮椅的人了，一趟西安圈疗之行居然弃掉了拐杖。这种变化也给老人增强了信心，时隔不久，再次赴西安调治。这次计划一周时间，我可以从容地进行系统的调治。在以病灶点为中心的前提下，加强了下肢经络的调治，促进脚部的血液循环和肌肉养护。

回到重庆后，老人一直与我保持着电话联系，讲述着自己一点一滴的变化和感受。尽管每次老人在电话中都乐呵呵的，高兴地说着自己的转变，但我心里知道，老人已经二十多年的顽疾，由于肌肉和筋腱萎缩，左腿弯曲，与右腿相差两个多厘米，非几次调理就能见效，见效也不能持续稳定，必须从深处彻底化解老人体内的瘀堵，舒展筋脉，消除炎症，才有可能让老人的腿疾在较长时间里得以根本性的缓解。但老人常来西安的话，路途颠簸，身体受不了，也影响调理效果。而且，这一时期，我调治膝盖骨关节疼痛的患者较多，正在临证中琢磨三步法对这种病证的调理应从哪些方面完善技术标准。因此，我决定，在一段时间内，利用周末的时间飞重庆为老人家登门调治，以取得最佳疗效。

2017年3月5日傍晚，我一到酒店就立刻开始给老人调治。当老人脱掉袜子、撸起裤管，乐哈哈地说腿不肿了、变细了时，我注意到：老人家的双脚变瘦了，却比以前肌肉均匀，小腿瘀肿消失后，显出了肌肉的弹性。这说明刘氏三步法越来越触到了调理骨关节疼痛的核心机理，揉术疏松法、梅花香灸、膏贴可对肌肉的肌理调整，畅通肌肉间的气血通道，激活、恢复筋脉、骨肉间的组织。

从3月到5月，我8次赴渝为蒲老调治，蒲老的腿疾一天比一天好，已经完全丢弃拐杖，精神十足地为公司的运营奔忙。每次我一到重庆，蒲老就像见到亲人一样，高兴地说：

"刘医生,我念了几十年的佛,现在让我遇到你这个活观音了!我太有福了!""刘医生,我这个老太太扔掉拐杖了,走到哪里都是刘氏圈疗的活广告。"

6月1号上午,蒲老打来电话说要送我一份大礼!我听见老人的声音兴奋中有几分幽默,话里肯定有关子,果然,她接着又说:"6月2号我要来西安,去上华山!"

哦,天呐,这倒真是一份大礼!想想看,一个本来快要坐上轮椅的耄耋老妪,因为刘氏三步法的治疗,现在,要去登华山!我心中也兴奋不已——为蒲老的调治过程使我对调治骨刺、骨关节疼痛有一些重要的新发现,将来我们的圈疗一定可以救治更多的人。

第二节 传承创新
——创立综合外治体系

一

目前,我国中医药发展进入一个全面发展的时期,国家政策、体制保障等各方面都有利于民间中医药的传承发展,同时,也是民间中医药创新发展的好时机。

民间中医药是中医药事业的重要组成部分,是中医药创新发展的土壤。但长久以来,民间中医药存在一种"散""潜"的状态,鱼龙混杂,真假难辨,各自为政,不能形成合力。不乏传承人，但是缺少创新者，尤其是缺少成熟完整的治疗体系。外治法是中医药疗法中的弱流，这种态势就更加明显了。多年来，我们对中医的认识形成一种习惯，民间技法就是某种单一的调理治疗方法，比如，张家的针灸、李家的拔罐、王家的膏药等，一招鲜吃遍天。当然，这些各家所长对治疗某些单一疾患的效果毋庸置疑，但对很多慢性病、疑难杂症患者来说，不能从根本上消除。

进入"慢病时代"，无论是西医还是中医，从治疗方式、方法上都要更新观念，要有创新思想，刘氏三步法正是在时代的呼唤下应运而生。

讲三步法自然要先从刘氏圈疗体系疗法说起，因为三步法是在刘氏圈疗体系疗法的基础上整合提炼而成，经长期的求索才破茧为蝶。

刘氏圈疗外治体系疗法是刘氏几代人以工匠精神苦苦钻研，经百余年实践验证，在各个时期不断创新、不断改进完善的一种独有的民间技法，在民间有着广泛而良好的口碑。刘氏圈疗外治体系疗法包含了揉术疏松、梅花香灸、贴膏、押筋拔骨操等多种技法，调理治疗慢性病、疑难杂症，尤其在治疗肿瘤、妇科病方面声誉极广。"线绳牵引式排毒法制剂"更是给万千妇女带来了福音，解决了难言之隐，使用者众多，遍布全国各地。

怎样让刘氏圈疗的优势形成合力？怎样把刘氏圈疗外治体系整合为更加清晰明朗、简单易操作的方法，让广大患者便于使用，一用就灵，造福更多的人？我用了10年时间，在临证中反复观察总结，以"三步法"的创新思路把刘氏传承百年的中草药方剂精华以及圈疗技法整合为一个新的调理治疗体系，并一步步建立了操作标准，使刘氏圈疗紧跟时代步伐，适应"慢病时代"的需要。为了促进各地加盟店及广大调理师操作标准化、规范化，方便广大使用者自医自疗，我们倾注大量技术力量积累数据、编写教材，与中医药研究机构、中医药管理机构、中医药学会紧密联系，取得技术上的支持，做到精准规范，每一项技术标准及操作手法乃至取穴给药都经大量临证案例验证。并本着易操作、可复制推广的宗旨，把家传技法无保留地公之于世，让基层使用者一看就懂，一学就会。

作为一个中医药传承的创新项目，刘氏三步法具有多重优势：一揉二灸三贴，简单易行，安全绿色，自医自疗，可复制易推广，可调理治疗"人中的病，病中的人"，完全满足人们日常保健、健康养生、调理治疗所需，普遍适用于正常人群养生、急性病证、慢性病及疑难杂症等。

中医药外治方法的机理是建立在传统中医学基本原理上的，中医的基础理论之一是经络学，而外治法的核心理论则是脏腑经络学说。中医认为，经络遍布全身，是人体气血的通道，也是联结人体各个部分的基本途径。大家知道，人体是由脏腑、皮毛、孔窍、肌肉、筋腱、骨骼等组成，这些部分功能复杂，每一个部分各司其职又相互协调配合，这就要靠经络的沟通和联结，才能使这些复杂而灵巧的部分成为一个有机的整体。

中医把经络分为经脉和络脉，经脉是指大而深的主干，络脉自然是指那些小而浅的网状支干。而我们通常所说的穴位大部分分布在经脉上，并通过经脉向内连属脏腑。人体生命运动的真气就是在穴位里游行出入，这就是中医常常通过穴位治病的原因，因为穴位具备抵御疾病、反映病痛、感受刺激、传入信息等多项功能。三步法的核心机理就是通过穴位调理经络，进而脏腑同调，畅通经络，恢复脏腑功能，恢复机体各系统的有序运行。

自古以来，一代代中医先贤们先后创立了博大精深的脏腑经络学说，他们探索总结的理论知识告诉我们，人体经络内属脏腑、外络肢节，沟通人体内外表里。通过经络的联系，脏腑病变可反映到体表，出现特定症状和体征；而刺激体表的经穴又可以治疗相应脏腑的疾病。所谓"有诸内必形诸外"，治外而调里，形象而具体地讲清了经脉与脏腑的关系。

《素问·调经论》明确地说："五脏之道皆出于经隧，以行血气，血气不和，百病乃变化而成"。这里所言经隧就是指经脉，把经脉与五脏的联系说得明明白白。

比如说脾胃，是人的后天之本，主消化，传输水谷精微到全身，为后天生化之源泉。如果没有脾胃的腐熟运化，升清降浊，再好的饮食也无法转化成人体所需的营养。胃气向上，胃气通降功能受阻则病。故调和脏腑功能，降胃气。

古人云：兵无草必困，药非胃气不行。所以治病以脾胃为

刘氏圈疗体系三步法

本，健脾和胃，疏导胃肠，增强消化、吸收、代谢功能，是非常重要的策略。刘氏家传艾香制剂和药膏均有健脾利胃、护肝养肾、活血化瘀、行气止痛、调节阴阳等作用，三步调理法可达到既治本也治标的目的。

我们在传承推广刘氏圈疗的实践中，常常遇到有关脏腑慢性病的"部落群"，比如脾胃不适、肝硬化、肾盂肾炎、肺病等病证。还有一种现象，一体多病者越来越多，调理治疗时常常为从哪里入手费脑筋。这些慢性病和疑难杂症患者有一个共同点：局部经络不通，脏腑功能不健全，造成体内各系统之间连接不畅通，人体阴阳失衡。《黄帝内经》告诉我们，肝主筋，肾主骨，脾主肌肉，心主血脉，肺主皮毛，由此可见治疗慢性病、疑难杂症时，脏腑同调的重要性。

作为一套完整的统一调理治疗体系，三步法的创新性在于注重脏腑同调和辨证施治，分别处理局部结节囊肿和脏腑失调问题。通过揉术疏松，有步骤地疏松经脉系统，激活处于休眠状态的粘连结节组织；然后用梅花香灸温热作用散寒除湿，温通经络，活血化瘀，对深度瘀滞部位采用重灸，直到热能化解所有瘀堵；再按照经脉走向贴膏，维护保持香灸的功效。三步法的终极目标就是使人体气血充足通畅，"正气存内，邪不可干"，人体各系统恢复正常运转。

二

多数慢性病、疑难杂症的起因大都是身体局部出现"瘀、滞、堵"，筋脉粘连，气血不畅，日久形成软组织病变，进而导致疾病的生成。无论任何病证，其发展过程都是一个由轻到重的过程，起初往往不会引起人们的重视，因为有些病证会随着体质的自我修复能力而解除，而有些则是表象解除了而实质的病灶埋下了。随着年龄的增长，身体自愈力逐步衰退，病灶进一步恶化，病根深埋，加剧体质衰退，最直接的表现就是免疫力和自愈能力降低。免疫力和自愈力这道防线一旦失守，多种疾病乘虚而入，这时候，治病就变得难上加难了。这样的反复过程就是慢性病、疑难杂症生成的过程，说到底是体质"瘀、滞、堵"的变化加重，经络不通，气血不畅，最终导致一体多病的变化。

人体有一个庞大的自愈系统，这个系统是与循环系统、应激系统、免疫系统等密切相关的，免疫力、自愈力的作用是依靠人体细胞去实现的。比如说人们谈虎色变的癌细胞，其实，我们每个人身上都带有癌基因，当基因发生变化时，癌细胞随时可能产生。但我们体内的免疫细胞会守着这道关的，它们严密监视着癌细胞的动向，一旦发现癌细胞企图损害人体健康，立刻出动强大的吞噬细胞把敌人消灭。可以说，是免疫细胞维持着人体的平衡和健康，所以，如果人体免疫系统失衡，就失去了健康的保障。

这就是刘氏圈疗三步法把恢复免疫力、激活免疫细胞作为调理的重要理念，调理治疗慢性病、疑难杂症，首先要疏松疏通、活血化瘀、软坚散结，激活免疫系统，增强免疫力，提升机体自愈能力，这样才会巩固调理效果，才能够防止新一轮的"瘀、滞、堵"，阻止病变。

人体免疫力低下时易被感染并增加患癌的概率，尤其是儿童，当各种原因使免疫系统不能正常发挥保护作用时，极易导致感染细菌、病毒等，最直接的表现就是容易生病，稍有风吹草动就感冒发烧。经常患病，加重机体消耗，使免疫力进一步降低，形成恶性循环。我们常见一些五六岁到八九岁的儿童，体质虚弱、营养不良、精神萎靡、食欲降低，吃药打针成了家常便饭，而且每次生病都要很长时间才能恢复。长此以往必然导致身体和智力发育不良，还易诱发重大疾病。因此，如何提高孩子的免疫力，是家长们要注意的大问题。

当然，不仅仅是儿童，成人也要对此高度重视。当一个人时不时感冒或扁桃体炎反复发作、经常性腹泻等症状反复出现时，其深层原因是免疫功能失调、机体自愈力下降。中医传统理论说："正气充盈，百病不侵。"所谓"正气充盈"就是指人机体的自愈力足以抵御外界病毒的侵袭。不过，大家要树立一个观念，提升自愈力，主要不是依靠药物，而是靠有效的调理和正确的锻炼，唤醒、恢复自愈力，让机体的生命系统强大起来，这也是中医"治未病"的道理。

机体自愈力并不神秘，我们每个人都经常能体会到它的存在，比如有时感冒、某个部位发炎等突发小病症，因忙于工作没顾上看病吃药，几天后也能不治而愈了，其实，还有很多更严重、更复杂的疾患也是靠自愈力解决。可以说，几乎所有的疾病最终都需要依靠人体的自愈力来完成。吃药打针只能缓解症状，比如用抗生素消炎，止痛片止痛，高血压患者服降压药等，都只能在一定时间内扼制、缓解症状，真正从根本上改变还是要靠自愈力。很多慢性病和疑难杂症患者，机体免疫力和自愈能力受到严重破坏，身体失衡，阴阳不调，病患缠绵，久治不愈，就是这个原因。

三步法是建立在中医经络学说理论基础之上。中医强调调理身体平衡，是治本之法，三步法正是基于这个理论基础，从调经络、通气血入手，从人体呼吸器官——皮肤表层给药，让中草药的四气五味透皮吸收直达病灶，直接调理治疗人体经脉，激活免疫细胞，恢复自愈力。

三

我们常说，"气推血动""人活一口气"，足见"气"对人生命的重要，对于人体健康的重要。在全民讲养生、重健康的今天，我们大家对"气"应该有所了解，应该引起重视。这里，我结合刘氏三步法的机理和功效对"气"的功能和作用做一个简单的诠释。

"气"是人体最重要的生命物质组成，它在人体内的状态是相对稳定的，就像一个巨大的能量场，人的一切活动都靠它。正如《难经·八难》所说："故气者，人之根本也，根绝则茎叶枯矣。"这个能量场的能量如何，既取决于人体本身与生俱来的元气强盛与否，又受来自体外的正负能量的变化与影

响,如营卫之气的强弱。简单说:"气"的作用有三个方面:

一是"气带血行",就是"气"推动和调节血液的运行,保证循环系统运转良好。可以说,这是"气"最重要的功效。倘若"气"弱不能推动血液正常运行,则"气"滞血瘀,身体的各种不适便会接踵而至,如胸胁胀闷、心烦躁怒、局部刺痛等,妇女往往会出现月经不调或痛经、全身不适等症状。中医中常说"疏经活血",疏经就是疏通经络,经络通,气才能畅,气畅才能使血液流通顺畅。

二是呼吸。古人说"人活一口气",这一口气指的是呼吸,这一呼一吸是生命的标志,而呼吸正常与否取决于肺的功能,所以说肺是气之本。人体之气的生成包括了肺吸入的清气,肺的宣发肃降功能调节全身气机。若肺气不足或功能受阻,必然引起呼吸功能障碍,那么宗气的生成和运行会受到影响,导致咳喘无力,稍一活动就咳喘连连,体倦乏力。

第三个重要作用普通人知之甚少,那就是"气"对免疫系统的作用。《素问·刺法论》曰:"正气存内,邪不可干。"《素问·评热病论》曰:"邪之所凑,其气必虚。"正气足方能保持人体脏腑功能正常,正气旺盛,气血流畅,卫外固密,外邪难以入侵,就不会发生疾病。反之,正气不足,邪气必入,外邪入体引发内邪,人体阴阳失衡,脏腑功能失调,经络官窍功能紊乱,焉能不病?

以上是对"气"的作用的简单描述,希望能让大家对"气"与生命和健康的重大而密切的作用增加一点认识,这也是刘氏三步法在调治慢性病时把"气"放在首位，注重从"气"入手的原因，无论是香灸还是贴膏，都是通过对人体的双向调节呼吸系统——皮肤进行调理，解除皮层及骨肉深处的瘀滞，这是三步法的一个重要理念。

人体的皮表层、骨骼、肌肉、筋脉之间都有着千丝万缕的联系，任何一个部分出现问题都会影响整体运行，损坏其他系统，形成疾病。

综合调理治疗要依靠丰富的临证经验，对疑难杂症、一体多病者做出精准的判断，分析病证因果，找准原发点及瘀堵的核心位置，调理淋巴、神经、骨骼系统，围绕循行线路疏通代谢出口。这个身体大循环的调理过程，需要一定的时间和一个平稳过渡的环境。这就涉及患者的情志变化的问题，这就是为什么同样的调理方法，在不同的人身上会出现不同效果的原因。调理师要熟练掌握三步法操作标准，个体个疗，辨证论治，并要善于引导患者深度理解，密切配合。

人，是一个精密细致的自然体，又是一个有着丰富思想和意识的主观体，形成了千变万化的不同的"人"，"人中的病，病中的人"更是复杂多样。可以说，在调理治疗慢性病和疑难杂症这个问题上，没有一方治百病的捷径。个体个疗，就显得至关重要。刘氏三步法综合调理治疗体系就是建立在这个思路基础上。

刘氏圈疗外治体系疗法，"传承不泥古，发展不守旧"，博采众长，融会贯通，优选汇集医术，大胆进行改革创新。我们找规律，汇编成规范化标准体系，根据具体情况做出精准判断，选用刘氏三步调理法的规范调治方法，兼顾局部与整体之间的对应关系，进行个体个疗的调理治疗及急症救护。这一系列精准、有效、细致的调理治疗是刘氏三步法外治体系的核心基础。

刘氏三步法整体系统的"调理中养生，养生中治疗"理念，合理地利用了中医药传统的调理治疗思路，大胆创新，按人体经脉气血运行规律，探索人体结节、囊肿产生的原因，梳理瘀堵粘连造成的结节对气血运行和体质新陈代谢的影响，总结其对各系统的相互关联作用，进而掌握病证变化过程。

中医药发展靠什么？要靠真实有效的治疗效果，要靠人们看得见摸得着的"简便验廉"的疗法。我对家传近百年的中医药外治法及先父发明的刘氏圈疗体系临床治病用药的方法加以整理总结，进一步深度总结中医药在现代医疗中的具体应用，同时分析当代社会人们治病求医的方式。大多数人都习惯西医就诊和服用西药，因为西药用法简单、见效快，虽然很多人明知长期服用西药有副作用，会对身体带来危害，还是愿意做出这样的选择。所以，很多病可采取中西医结合的方式，对多数求医治病者更为方便有效。

这就让我想到一个问题：看病怕麻烦、求效果求快，是人们普遍的心理。那么，中医就只能是"慢郎中"吗？就不能让人们快速明显地感受到治疗效果吗？

先父针对各种慢性病、疑难杂症研究，发明了很多调理治疗方法，调治一些常见病证特别有效。多年来，我用先父发明的技法解决了自己的肩周炎、腰椎间盘突出、高血压等病证，保持着良好的身体状态。在调治过程中，我细心体会、感悟技法的应用和身体的变化，开始进一步深度研究，从常见病到疑难杂症的调理，积累了大量的临证案例，并且运用到养生保健的领域，得到了广大患者的好评和认可。

虽说人体拥有自我愈疗疾病的能力，但"瘀、滞、堵"导致的身体失衡使人体的自愈力受到损伤，导致各种疾病产生。经过我对刘氏三步法的梳理论证及反复验证，总结出了调理病证一定要找到规律和适合的方法，顺应人体自然规律，达到气血通畅、阴阳平衡、人体新陈代谢正常化的目标。刘氏三步法认真落实个体个疗、取类比象、大道至简的科学指导思想，依据每个人的不同病证、体质制定切实可行的技术操作方案、方法，根据刘氏圈疗外治法的机理作用，在调理治疗过程中起到了调理正气、平衡阴阳及促进人体各系统细胞修复、新陈代谢的作用，从而修复人体自愈力。

检验中医药疗法的标准之一是疗效，疗效要以治愈率和患者的认同为依据。但医患双方认识标准有差异，患者个体也有所不同，相关机构应制定颁布中医药调治标准，使中医药疗法、疗效规范化、标准化，才能有助于中医药的研究和发展。这是我们刘氏圈疗走出国门后的体会。

"刘氏三步法+"在养生保健、医疗治病两大领域都展示出强劲的发展潜力，并适合普及推广，进一步与研究机构进行医学合作的研究发展,创新服务大健康产业目标。这是刘氏圈疗对中医药学的创新和贡献,希望刘氏圈疗的中医药实际应用科研成果尽快得到国家、省市中医药管理机构认可,加快应用推广,让传承百年的刘氏圈疗外治疗法更好地服务于社会。

三步法抗癌:乳腺癌术后扩散案

庞女士,45岁,患乳腺癌,2012年行右乳切除。从表面看,已经除掉了病灶,然而,治标不治本的治疗不可能从根本上改变病证。2015年下半年出现原位复发及转移,双肺、颈侧淋巴结肿大,左胸壁、左腋下多处见结节。到数家医院求治,被告之癌扩散无救。

2015年12月23日,患者在其夫陪同下来到刘氏圈疗理疗中心。经检查,左乳房上方有肿块,呈现出淋巴扩散性结节,也就是人们常说的癌扩散。患者局部体表出现浅表静脉怒张、酒窝征和皮肤橘皮样改变,胸部皮肤大片颜色变暗,呈硬结、增厚,杂以癌性斑块和溃疡,呈铠甲状胸壁。

看着这一对中年夫妻,我心中充满同情与惋惜。交谈中,了解了他们几年来与病魔抗争的过程。求治过程中,他们西医、中医都试过,手术也做了,却只能眼看着癌魔一天天把身体摧毁。当癌扩散病程进入晚期后,庞女士说她并不怕死,几年来在死亡线上来来回回,已经疲了,让她倍感痛苦的是眼下全身疼痛的折磨,疼痛让她整晚整晚地失眠。

我们用三步法+圈疗为其调理治疗,以缓解疼痛为主要目标。

第一疗程：三步调理法，第一步——揉术疏松上半身；第二步——香灸至阳、肺俞、大椎、乳房；第三步——贴膏于乳房、脊柱一条线、臀部、小腿及肝、胆、脾、胃相应部位。

此法调理至第四天，患者明显感觉疼痛减轻，淋巴结变小，乳房肿块变软，水疱溃烂。调理至第八天时，香灸至阳区域、前胸乳房左侧、颈淋巴结节处、乳头、承浆、印堂；膏贴乳房、颈结节处、整个脊柱、臀部、小腿、脚踝及肝、胆、脾、胃相应部位。

之后的几次调理大致相同，效果明显：缓解了疼痛，减缓了淋巴结扩散。代谢状态大为改善，整体改善明显。

第二疗程：三步法＋圈疗，画大圈进行全面、深度的调理。这个过程对第一阶段的好转现象进行颠覆性的改变，症状出现逆转，表面看，第一阶段出现的好转现象尽失。身上出红疹，疼痛加剧，局部位置会出现溃烂。画圈至第三天时，脖子发红，起红疹，胳膊起红疹，委中起红疹，溃烂。第四天，脖颈部蜕皮，双耳蜕皮，脚底有凉气排出，全身发冷，这些现象持续一段时间。

第三疗程以画小圈为主，第八天后画大圈。画圈时大便呈黑色，香灸时大便呈金黄色。此阶段大小便畅通，排毒顺畅，皮肤颜色明显改变。

第四疗程是巩固期。前七天画小圈，香灸。灸到至阳处时，感觉热传力很强，后腰发痒。灸至阳、双肩胛部位、命门、长强、腋窝下有排湿现象,其他部位灸时发痒,按摩全身,精气神均好。整个身体皮肤变得细腻、有光泽,溃烂处得以修复,左乳房肿块消失,伤疤处结节变小,颈部结节几近消失。困扰患者多年的两件事:睡眠不安和排便不畅得到明显改善。

近三个月的调理治疗,一定程度地缓解了一个晚期癌症病人的痛苦。乳腺癌晚期气血瘀滞,致阴毒旺盛、气血虚衰,以三步法+圈疗温阳扶正、疏肝解郁、活血化瘀、减缓癌瘤扩散、缓解疼痛有一定效果。临别时,我们为其制订了自医自疗专用方案。望着这一对即将回家与癌症作最后抗争的中年夫妻,我心中颇为感慨,面对不治之症的时候,人们既要承受病魔的折磨,还有承受面对死亡的精神压力。好在这一对夫妻感情甚笃,相濡以沫,患难与共,形成一道精神的防线,让人心中稍感慰藉。

第三节　三步法
——刘氏家学之结晶

一

为了推广刘氏三步法,我多次带队在北京、西安、兰州、深圳、重庆等城市展示,现场为群众义诊。仅 2016 年以来就调理治疗了近千名慢性病、疑难杂症患者,受治者当场感受到明显的调治效果，赢得了良好的社会反响。

2016年，我带领团队又到俄罗斯圣彼得堡和韩国的首尔、光州等城市的医学院、医院、养老会所进行交流展示，所到之处均取得良好的效果，无论是业内专业人士还是普通群众，都表现出极大的热情，俄罗斯、韩国等国家的有关机构相继与我们签订了合作协议。

自2016年底以来，我们加大了推广力度，为全国各地培训技师、传播调理技术，开通网上会诊、创立"刘氏圈疗微信益课堂"等一系列举措，使三步法成为"慢病时代"广大民众抗癌防癌、调治慢性病与疑难杂症、养生保健的实用型普及推广项目，社会效益与日俱增。

一种传承、创新的民间技法何以在国内、国外受到热切关注？这是因为，刘氏三步法不是凭空而来，不是一项单一的新技术、新概念，而是植根于深厚博大的中华文化土壤，脱胎于刘氏圈疗综合调理治疗体系，紧密结合当今"慢病时代"特征的一种新型综合调理治疗体系。它包含了一个中医世家几代人的心血、几代人苦心钻研的成果，是几代中医人匠心和智慧的结晶。其手法的锤炼、中草药的炮制、方剂的形成，乃至于成千上万次临证过程的思考心得，一点一滴，都是经多年苦修方成。

刘氏三步法是在刘氏圈疗的基础上提炼创新而成。刘氏圈疗外治体系疗法是刘氏几代人以医匠精神苦苦探索，经百余年实践验证，在各个时期不断创新、不断改进完善的民间技法，在民间有着广泛的口碑。刘氏圈疗外治体系疗法包含了揉术疏松、梅花香灸、贴膏、押筋拔骨操等多种技法，调理治疗慢性病、疑难杂症，尤其是治疗肿瘤、妇科病方面声誉极广。而刘氏三步法把刘氏圈疗外治技法的精华完美配伍组合，把每一步独立的功能与疗效综合叠加在一起，构成了刘氏三步法的特殊功效。

这里简单介绍一下刘氏圈疗的几种核心中草药制剂。

圈疗药液，是刘氏圈疗独有的专用中草药液，甄选数种中草药配制而成，药力渗透性强，透皮吸收效果好，形成自然渗透和药物气化渗透效应，部分药力通过毛孔透入，将脏腑潜伏的病毒提出皮表，使体内的风、寒、湿、热邪气从毛孔排出。药力渗进体内祛邪扶正，平衡阴阳，升清降浊，修复五脏功能，具疏通经络、活血化瘀、消肿止痛、软坚散结之功能。

香灸，是先父刘俊岑在20世纪60年代就开始研究的第二代艾灸制剂，在祖辈相传的艾灸法基础上，用天然中草药配伍制成梅花形条棒，通过在体表穴位熏灸烧灼，加强其温热助阳作用。这个过程是极其艰难的，仅药材的配方和香条的形状就进行了无数次改进，直到1994年研制成功。这种新型梅花香能顺利贯通全身经脉，达到预期疗效，并有止痛的速效。通过穴位-经脉-脏腑的传导，起到疏风散寒、温经通络、行气活血、温中和里、清热解毒、消肿散结、增补元气、强壮脏腑的作用。2000年7月，中华高新知识产权组委会授予其中华名医高新科研成果金奖。

刘氏药膏，源自清代名医"外治之宗"吴尚先的绝世家学，历经刘氏传人百年沿袭传承，由先父刘俊岑进一步创新融合，甄选纯天然中草药，用传统方法炮制，煎熬一周成膏。此膏驭领融合，辨证施治，主治各种肌肉粘连和结节，以局部有效的松解达到整体系统的减张。

线绳牵引式排毒法制剂，源自清晚期，先祖创制了一款妇科专用药，当时叫"清宫丸"，后历经刘氏几代传承。到了先父这一代，在原有的基础上，结合多年临床经验，针对现代女性关注的美容养颜、卵巢保养、胞宫养护、乳房保健、健康养生等热点问题，不断研究改进完善后，甄选多种中药研制而成的纯中药制剂。该制剂绿色安全、效果显著、无毒副作用，针对女性的特殊生理特点，巧妙地解决了生殖系统毒素难以排出的难题。经数十年临床验证和众多使用者反馈，对各种妇科隐患有特殊疗效，而且从根本上预防了妇科隐患的发生，被广大妇女称之为"女性健康伴侣"。

刘氏自制药包是外用中药制剂，分女用和男用两种。主要用艾叶、蛇床子、菟丝子、大葱须、红花等十八种纯天然中草药组成，经过精挑细选，粉碎组合，经特制加工而成药包。治疗过程是将药包放在笼上蒸半小时之后，敷在小腹上，通过皮肤渗透吸收，把有效药物成分渗入循环系统，激发经络之气，达到治疗效果。它还可以疏通经络、调理气血和平衡内分泌等，达到治疗男科、妇科疾病目的。女用刘氏自制药包主治宫寒痛经、月经不调、肾虚腰痛、盆腔炎、附件炎等，可与"线绳牵引式排毒法制剂"配合使用，治疗子宫肌瘤、盆腔炎、卵巢囊肿等。

现代研究表明，人在胚胎发育过程中，脐部作为腹壁最后闭合处，与全身其他结构相比，其表皮角质层最薄，屏障功能最弱，局部皮下无脂肪。男用刘氏自制药包结合传统的中医外治之脐疗手法，蒸腾药包后敷于命门和脐部，使其中的中药活性成分迅速散布于人体十二经脉之汇集之处及其内联十二经络之穴孔，吸纳药之四气五味，可有效滋补肝肾、濡养筋骨、调补气血、固本培元、调节脏腑平衡，为软坚散结提供充分的营养支持。中医认为"肾为先天之本，脾为后天之源"，此药提取千年健、淫羊藿、红花、泽兰等十几种中药材，通过透皮吸收，疏通经络，活血化瘀，促进血液循环，调节脏腑，起到补肾壮阳、保肝护肾、益精明目养生之效，对男性身体有极好的保健康复作用。

就技法而言，刘氏三步法集合了刘氏圈疗核心技法，是刘氏家传绝学的结晶。刘氏三步法之原理和技法将在之后的章节中详述，这里先介绍一下刘氏三步法的根基——刘氏圈疗之核心技法，即圈液和画圈。

先父刘俊岑依据内病外治基本原则，依据刘氏家族丰富的家传绝学，结合古今医家有关论述，在辨证施治理论指导下，改革传统用药和投药方式，用研制的圈液在体表循经络选穴画圈。经过长期而艰辛地探索，悉心总结出了五圈涂药法：一围二聚三截四剿五灭，层层包围，一举歼灭，求得速治。将各种不同配方的中药汁涂于患者不同病理反应区，通过平面圈、立体圈、螺旋圈、圈套圈的不同形式，使药物有效成分渗透吸收，进入体内，从而发挥其独特的治疗作用，以达治疗癌瘤和疑难杂症之目的。

圈疗，就是用中药液在病区画圈治病，画圈时区分内圈用药和外圈用药，用毛刷将药液以画圈形式涂于体表，先画外圈定位，后画内圈剿病，起到内圈攻伐，外圈包剿之效，最终将病灶彻底围剿。方向为顺时针，内圈留有药气孔，画圈次数依病情及病灶情况灵活变化，连续画圈所产生的螺旋涡力打开螺旋式通道，进而以药物螺旋旋涡和气场为助力，形成巨大的磁场和能量。在中医外科"箍"法的思想基础上，先父把圈疗提升到一个新的理论高度，并把它划分为三个层次：外层固护正气，中间对症治疗，最内排除邪气，最终达到扶正祛邪、行气活血、祛寒止痛、化瘀消肿的目的。

多年来，我们从调理治疗疾病根源要素入手，辨清因果关系，顺经脉，整合调理气血运行的通路，调理脾胃的功能，解决营卫之气的运化疏通作用的问题，以及肝肾的代谢功能。在大量病证调理治疗过程中，找到了疾病产生的因果关系，逐步排查寻找，结合刘氏圈疗技法的功效，配伍组合，遵循科学规律，大胆创新，综合调治，不断探索，辨证施治，逐步找到了调理治疗慢性病、疑难杂症的一些规律性的方法。刘氏三步法，是在长期临证实践中总结出来的。

人生病的起因是身体出现"瘀、滞、堵"，造成气血不畅,导致人体循环失调,进而影响脏腑和器官,渐成病患。这个过程要相当长的时间,是逐渐由轻到重反映到身体上,因而往往不会引起人们的重视,因为有些病证会随着身体的自我修复能力而消失,而有些表象消失了而实质的病根埋下了。但随着年龄的增长,人的身体素质发生变化以后,可能旧病就开始复发,体质又一次发生变化,这样的反复过程就是病理生成的过程,也就是生理机构"瘀、滞、堵"加剧的变化过程,到这个时候人的健康已经受到严重威胁了。

二

刘氏三步法的核心理念在于创新,应用传统中医调理经脉贯通气血的经典理论,应用揉术疏松、香灸调理、药膏贴敷的辨证关系,发挥融合效应和叠加功效,强力软坚散结、活血化瘀,以达调理治疗慢性病、疑难杂症之目的。

人们在生存发展中创造了一系列养生和治病的方法,如药物针剂、推拿按摩、民间偏方、密传技法等,但多是针对某种单一的局部病患的手段。在进入"慢病时代"的今天,仅靠这些不行了,中医不是给西医拾遗补漏的小角色,在养生保健和治疗慢性病、疑难杂症领域里,中医是主角,这是时代的呼唤,人民大众的需要。所以,要形成中医综合治疗体系。基于这个思路,我们把传承整合与研发创新结合起来,把古老中医与现代科学技术结合起来,创造性地总结出刘氏三步法。

民间中医技法各有擅长，但与中医整体调理治疗观念有一定的差距，大多都是某单一技法调治某一种病，很少能做到整体调理治疗或综合治疗。而刘氏三步法是以传统中医的核心理念与整体调理治疗的核心思想为指导，在解码中医"魂"的基础上，从"人活一口气""痛则不通，通则不痛"这些中医调理养生理念和《黄帝内经》中对于经脉的核心理论上下功夫，以"人中的病，病中的人"为目标，研究制定出辨证施治、个体个疗的方案，以大量的临床案例为依据，验证了取类比象、大道至简的道理，证明刘氏三步法的合理性和有效性。

中医在调理治疗慢性病时，常会遇到一种病态现象——痰湿。这种现象对人体的危害很大。它的形成过程大概是这样的：体表层水湿滞留，受寒凉突变影响，发生水肿瘀滞、代谢不掉的情况，因遇寒凉变化凝滞速度加快，造成体内寒湿难以排出，局部体温发生变化，瘀堵形成积液无法流动排出，成虚胖体质，久之，难以调理。细胞里的水出不去，血液里的废物等形成痰湿痰饮。简单说，痰湿也是一种瘀滞现象，排痰湿是解除人体病证的重要手段。如何排除痰湿现象？这就是三步法的一个重要理念——解堵化瘀。

人体的脂肪及细胞里存在的大分子水等是形成痰湿的因素，当痰湿集中到某一点时，就会出现堵的问题，除湿解堵才是解决病根的办法。香灸的作用就是强力解湿除痰，让痰湿随汗排出。香灸过程中，体表出水疱，用针刺破渗出黏液就是痰湿。化瘀除湿，是三步疗法的核心功效。三步疗法通过疏筋通脉、活血化瘀、除湿祛寒、消肿止痛、强化新陈代谢及细胞修复，达到自治自愈、使体质各脏器功能正常化、增强免疫力的目的。

人的生理结构是极其复杂的，庞大的经络系统与脏腑系统的连接非常复杂，它们之间的任何一处通路有瘀滞、阻塞，都会影响到整个系统的运转。气血循环障碍会导致气血不足，代谢受阻，致使代谢物无法及时排除，从而引发病证产生。慢性病证的形成加剧恶性循环，造成一体多病甚至癌症的恶果。内因、外因引发的气虚血瘀和骨关节局部的酸、胀、痛、麻、木与无知觉，影响气血运行和骨关节的血供与营养，导致健康状况下滑。

无论是中药和西药，都是针对病证调治，主要改善身体不适的症状。这些药物都有毒副作用，长期使用，常常是治了一种病又引发其他病，同时还会损伤脏器。而刘氏三步法是依靠激活、提升体能，从整体生理细胞结构精准激活修复，调理治疗，疏松疏通，软坚散结，活血化瘀，调动体内免疫系统，达到自治自愈、提高自身能量的效果。

刘氏三步法第一步先以揉术疏松经脉、骨关节粘连的问题；第二步利用香灸的温热散寒、除湿祛风的功能作用，改善改变局部内环境；第三步，紧接前两步的作用，顺经脉贴膏，软坚散结，活血化瘀，持续有效地加强舒筋活血效果。

刘氏三步法的调治方法都是在体表外、脏器反映区点位上。真正作用于病灶，解瘀化滞，行气活血，有散浊、痛、湿、寒、堵的作用，并对全身的经络系统起到理顺、通达与调理的治疗效果。其核心理念就是调理正气、平衡阴阳，在养生中调理，在调理中养生。我们以此理念为核心，制定了相关技术标准，阐明道理，讲清方法，得到了广大患者的认同，疗效显著提高。

三

刘氏三步法的创新和独到之处在于——把刘氏圈疗外治技法的精华配伍组合，把每一步独立的功能与疗效综合叠加在一起，构成了三步调治的特殊作用。无论是中国还是其他国家，百姓都需要一种接地气的方法，就是简单、方便的方法，一种一学就会、一用就灵、花钱不多的方法，掌握了方法能够自医自疗，这是刘氏三步法的价值，也是创立刘氏三步法的宗旨。

梅花香灸主要是以立体与螺旋相结合手法，以高温药香作用于经脉皮部，香薰动气，迎气入穴，热气随经由发，推动经脉运行。得气之穴，在立体螺旋的不断热力旋流下，热能量一步步地聚集，从而形成强大有力的热传感流体，借以经隧之道，推动经脉之行，络脉随而从之，于是在有脏腑之腧穴冲出穴道，显现红与紫象。据经脉腧穴与脏腑所在皮部一定有表现而出，以此判断助诊某脏腑发生的病证。从八纲而断所因，给临床治疗指明方向。当皮部出现与某脏腑有特定关系的阳性反应后,通过香灸可锁定。按其阴阳,决定补泄。亦可同时选经脉与脏腑关系、五行辨证关系、母子补泻关系,分而治之,无不收效显著。

人体是一个有机的整体,调治病证时一定要在贯通上下功夫。探寻一种能够调理整体、对人体生理机构进行调理的方法,最终达到治愈疾病、恢复健康的目的,这是一个综合复杂的过程。

调经络,贯通气血,是调理治疗各种慢性病的思路。在通经络、活气血的同时,还有一个重要的环节:调心态。受慢性病困扰的人容易出现心烦气躁,而不良情绪加重经络、脏腑的瘀堵,七情之伤对身体的危害使医生的努力付诸东流。所以,我们在调理病人时特别注重和病人的交流,注重对七情的引导。

刘氏三步体系疗法有一条重要的理念,就是注重人体代谢问题,从人体平衡大局出发,给垃圾毒素找出路。我们在临证中首先从人体代谢问题考虑,给病毒以出路,恢复人体平衡,以治未病理念为出发点。

新陈代谢对于人体很重要,如果体内垃圾毒素不能正常排泄,身体就会出现问题,大小便不畅,内分泌失调,影响肝肾的功能,肝排毒、肾解毒的通路必须通畅。这两大脏器出问题,对整体循环形成破坏,生理结构随之出现功能性障碍,健康状态必然衰退,这也是一种"瘀、滞、堵"的现象。经络瘀堵,气血不通,使人体发生恶性循环,形成各种慢性病。

形成体内瘀堵有各种原因，除寒湿、气滞等原因外，还有重要的一点，人体新陈代谢形成的垃圾。末梢神经的瘀堵导致坏死的物质无法排泄出体外，形成阻滞，是造成慢性病生理变化的重要原因。刘氏三步法在调理慢性病时，首先疏通体表肌肤坏死细胞排出的通道，就是说先考虑出路，只有将重要的末梢循环通道疏通，新陈代谢问题解决了，才有可能进行系统有效的调理治疗。

大家都知道，细胞的功能状态决定人体健康。细胞病变是疾病发生的起因，也就是说，我们生病，是因为细胞受损。细胞受损就是细胞不健康，死亡。细胞死亡是正常的，人体细胞在不停地更新，死亡的细胞会被新的健康的细胞替代，保持细胞健康充满活力。现代科学观察到了人体细胞更新周期，比如：胃细胞7天更新一次；皮肤细胞28天左右更新一次；肝脏细胞180天更换一次；红细胞120天更新一次；在一年左右的时间，身体98%的细胞都会被重新更新一次。

这种更新也就是现存细胞和体内产生的新生细胞的交替代谢，而代谢后的坏死细胞成为垃圾，而这些垃圾能否及时排泄对人的健康很重要，如果这些坏死细胞排泄不出体外，长期积于体内就会产生毒素，毒变后就是致病因子。

药物和营养素只能解一时之急，要想从根本上解决问题，必须全面修复、补充人体内短缺物质，通过不断完善身体平衡度，散结化瘀，补充体内正气，恢复阴阳平衡，保持气血流通。刘氏三步法配伍组合相互依托、相互补充、相互抑制，改善生理状态，促进内循环，完成整体修复。

很多患者对慢性病缺乏理性的认识，对自己的病况不重视，尤其是对医生嘱咐的养生保健方法不以为然。常常有这种现象：有些患者来到刘氏圈疗调理中心，一两次调理当即见效，使他觉得自己只是简单的小病，没吃药没打针，简简单单就治好了，有点不以为然。所以，当调理师告诉他病患会出现反复，要注意什么，怎样调理这些话时，根本引不起他的重视。

人体病证的形成有一个相当长的过程，前期出现某种不适的时候是一种警示，提醒你早看医生、早调治，预防病患发展。但多数人都没有这种意识，来我们这儿求医的往往都是已错过最佳调理期，并且去过多家医院经过多种方式的治疗，往往是一种症状有好转又出现别的症状，或者时好时坏缠绵不休。此时病人对康复失去信心，心烦气躁，加剧恶性循环，影响后天之本，使新陈代谢紊乱。此时的病人最难沟通，一方面他似乎久病成医，自我感觉什么都懂，对谁都不信任；一方面又病急乱投医，到处跑，到处碰。所以，在为慢性病、疑难病患者调理治疗时要注意与病人的沟通，多引导，加强医患之间的信任。

有一位姜姓患者，三年前因腰椎间盘不适来我中心调理，经几次调理后明显好转。当时调理师告诉他，这个病不可能短期内彻底痊愈，要再调理几次加以稳固，并要在家里自行做一些辅助性调理锻炼，我们将进行随访，但他一去再无音讯。

2016年下半年病情复发，他认为我们的调理没能从根本上治好他的病，没再找我们，而是去了某医院，吃止痛片、打封闭针、做物理牵引等，没有效果。又找了另一家医院，如此这般地折腾了几个月仍无效果。在走投无路的情况下，他又一次来到我们这里。因为他多次打过封闭，服用强刺激止痛药，这种情况下调理的难度就大大增加了。我们没有放弃，病人可以选医生，医生不能选病人，进了我们这个门，我们就得全力调理治疗。我们对他的病况进行了专门的分析、研究，针对性地制定了调理治疗方案。耐心寻找病证根源，寻找病灶结点位置，几经反复，加大力度，循经调治，经一个多月三个疗程的调理才使他的病况有了明显缓解。

通常来说，人体产生病证后，通过就诊服药，靠药性调治病证，加上合理养护，大都能见效。但如果是经脉瘀堵、气血不畅比较严重的，对于发生这种深层变化的病人，必须从根本上改变才能解决问题。刘氏三步法正是在临证实践中反复观察、研究分析，找到了调治慢性病、疑难杂症的规律，依据规律找经络脏腑系统间的联系及循环中的问题，做出精准的判断，总结出了适当有效的调理方法。

四

2017年原国家卫生计生委介绍"进一步改善医疗服务行动计划"时，提出一项重点工作是要求发挥中医特色优势，探索建立中医综合治疗模式，满足患者中医医疗服务需求。

刘氏圈疗体系三步法

什么是综合治疗？

中医始终没有形成推广应用的固定模式，更多的是一种个人行医行为。不否认"高手在民间"，中医技法散落在民间是中医存在的现状，但个体中医的治疗标准、规范等都很难统一，使一代代名医的知识财富、诊治经验不能为社会共享，不能为社会大众健康做出应有的贡献。针对这种现状，我把刘氏家传几代的外治思路和核心技法整合打造成综合治疗模式，下功夫打磨规范标准，创立了一个调理治疗慢性病、疑难杂症、适宜大众健康养生的综合治疗模式。

2016年某省中医院主任医师周先生来西安参加中医药会议。当天下午，周先生突然感觉不适，恶心，头疼，气闷，拉肚子，且来势凶猛，都无法将会议坚持下去。看到周先生痛苦的样子，我顾不得我们圈疗调理中心条件简陋和"行家面前不练拳"的忌讳，当即把周先生带到刘氏圈疗调理中心。

我判断周先生主要是路途受了暑邪之侵，加上到异地后环境突然改变带来的不适使他产生的不适反应。我为他进行常规性的三步调理：按摩、香灸、贴膏。两个小时过去后，周先生感到诸种不适渐渐隐去，全身轻松无比。第二天休会时，我又给他画圈调理，画圈时他上焦部分的膻中穴区域有蜇痛反应，画第三遍时感觉胸闷，画圈第五次时胸闷消失，感觉轻松，脖子发痒，发红。香灸至阳、命门、长强、委中、膻中穴，膝关节直到脚面，感觉热传力强，全身经络通畅。第六次时，周先生胸闷彻底消失，精气神十足。

作为一个从医几十年并带研究生的主任医师，周先生感觉刘氏三步法很神奇，他没有想到这种调理治疗有这样神奇的效果。调理期间他再三问我刘氏圈疗三步法的机理、原理，对三步法的功效充满好奇。我知道，在这样一个专业水准高、实践经验丰富的主任医师面前，我只能把三步法的手法做好，行还是不行，只好听行家里手的判断。没想到，周先生以身试疗后对刘氏圈疗三步法给予高度评价，并表现出浓厚的兴趣，希望今后有合作的机会。

更没想到的是，过了一周之后，周先生竟然带着他94岁的老母亲从河南开车专程来到西安刘氏圈疗调理中心。老人家身体尚健，只是常年腿疼，行走不便。中医、西医看了好些年了，终未能解老人之痛。周先生把耄耋之年的老娘带到我这儿来，这是对我极大的鼓励和信任。

老寒腿的形成是因关节退变，随着年龄的增长，关节退变是不可避免的过程。症状是肌肉结节发硬，因长期寒邪凝滞阻滞神经传导，出现麻、木、疼痛，局部肌肉皮肤发黑、坏死，最后形成梗阻、瘀血，成酸性、阴虚体质，形成慢性疾病，这种形成阶段过程几乎具有普遍性。任何医术的目的都是要调理人体自身的免疫系统、气血瘀阻，达到阴阳平衡，人体内元气升起来，邪气就能排出体外，起到平衡作用。

我以轻度按摩舒展老人腿部经筋，以香疗给老人疏通经络。几次理疗下来，老人感觉良好，连连说，感觉腿发热了，腿肚子上的筋舒展开了，不那么疼了。调理了五六天，老人还不愿离开，但因周先生要返回医院工作，只好依依不舍地离开。

我还有很多类似这样的经历。三步法渐渐传开后，省内、省外的一些中医同行纷纷登门，对刘氏三步法表示出极大的兴趣，有的带着质疑前来考察，有的献计献策给予指导，有的以自己缠绵多年的疾患来做验证，还有的带着家人前来求治，他们对完善刘氏三步法给予了很大帮助。

刘氏圈疗以中医创新精神，结合临证近百年的传承，在传统中医理论的指导下把家传技法融会贯通，深度分析研究人体各系统、经脉气血产生"瘀、滞、堵"的过程，以辨证论治、个体个疗的科学态度，发现并总结出从整体生理结构出发精准调理治疗"人中的病，病中的人"的综合调理治疗体系，并且建立了完整规范的技术标准，使之成为"简、便、廉、验"易操作、可复制推广的"便民"疗法，这是当今"慢病时代"的大众的需要。几年来，刘氏三步法在北京、深圳、西安、兰州、重庆等许多大城市乃至俄罗斯、韩国受欢迎，就充分说明了这一点。

三步法调理治疗慢性支气管炎案

汪女士，50岁，陕西安康人，多年从事财务工作，工作能力强，收入稳定，年轻时体健，曾多次参加跑步、自行车比赛等体育活动。自中年后，患支气管扩张并感染，伴右肺中叶局限性肺不张，双肺上叶部分陈旧性病灶，双肺下叶有阴影，左肺下叶钙化灶。呼吸困难，免疫力降低，易感染感冒，剧烈咳嗽时喷血雾，几乎每年冬春季必住院一至二次，每次长达月余。当地某医院曾为她精心治疗数年，因其数病交叉，身体虚弱，终未能有大的改变。2013年，主治医生推荐其到西安四医大就诊，其间数次做骨穿检查，她不堪其苦，放弃治疗。

2016年8月来刘氏圈疗中心求治，我发现其身体虚弱，多年咳喘造成支气管持续炎症，加之造血功能有缺陷，多病交织，使免疫功能下降，并伴有多处瘀滞。我嘱医师以三步法为其调理治疗，进行全身疏松，香灸胸部腹部，重灸肺部及后背。因其夫妻二人均工作较忙，不便在西安久留。其夫拍下调理师调理治疗过程的视频，带药回家依三步法程序和医嘱自行调理。九月下旬，汪女士电话告诉调理师，感觉病情有了明显好转。

至2017年初，汪女士出现奇迹般的变化，体质增强，咳嗽减少，从冬到春，不但没有住院，甚至没有感冒。至今近一年时间里，汪女士常与调理医师电话沟通，详述其体质变化情况，医师细嘱其用药及调理手法。目前，汪女士的症状已完全消失，免疫力增强，体质和精神面貌的变化令人吃惊，像是换了个人。

仅在我中心调理一次，患者及家属在家里按照三步法的步骤，每周做一次调理，半年之后，多年顽症发生了根本性的变化,一年之后,各种症状消失。

在治疗哮喘病方面,中医的原则"正气存内,邪不可干"表现得更加显著。呼吸道系统疾病是一种极其复杂的常见病,其病因病机是一个多因素、多系统的复杂过程。如汪女士造血功能降低、肺部有过结核,三步法恰恰是扶正与祛邪结合,多靶点化瘀消滞,扶正助阳,使长期处于炎症状态的肺部、呼吸道血管群逐渐恢复其功能,免疫力亦恢复。

我认为呼吸道疾病为本虚标实之证,气虚和邪毒、血虚结合,应以扶正培本为主,通过补气、宣降肺气、健脾扶正、补肾、利痰止咳相结合,以保疗效。

汪女士的病情缠绵就是这样一个过程。在她多年的病史中,一直是依靠西医治疗。一个时期,似乎表面症状上有好转,但很快又出现反复,而这种反复过程,使汪女士的病情更复杂,对其他部位造成更大的伤害。有时,似乎暂时缓解了病情,实际上又从另一些方面促进了病情的迅猛发展。以至一度咳喘加剧,严重到喷血雾的程度。

这个病案完美地体现了刘氏三步法"自医自疗"的宗旨,一方面是三步法经多年的完善,治疗慢性病的靶向越来越精准,实用性越来越强;另一方面是汪女士及其丈夫都是知识分子,对治疗慢性病有一个明确的认识,她丈夫每周六认真细致地按照刘氏三步法为她调理,已坚持一年。他们以对刘氏三步法的信任和坚持调理的毅力赢得了汪女士的健康。

我多年来倾尽心血推广刘氏圈疗,始终怀着一个梦想:一定要创立一个简、廉、验的中医药外治疗法，让普通百姓用最简单的方法、最低廉的投入得到最好的疗效，而"自医自疗"是我期望的最高境界。在这个病案中，患者仅在我中心调理了一次，购买香灸、药膏自行调理一年时间，取得如此显著的疗效，我为此深感欣慰，也增强了我对刘氏三步法的信心。

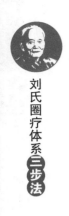

第二章　三步法机理

第一节　刘氏揉术
——疏通经络促进代谢

一

三步法之第一步是"揉术疏松"。

刘氏揉术不同于人们通常所见的按摩，是刘氏一代代医匠依祖训及传统的按摩、正骨、推拿技术，融合家传手法之精华，在长期临证实践中探索总结的自成一派的手法。它有按摩推拿的基础，但融入了手法医学的技术成分，针对性比较高，它不是单一的按照穴位，也不是单一的按照疾病的病变部位来施治的手法技术，它是集经穴推拿、脏腑点络、腹脐点揉等多种手段于一体、一种技术含量较高的中医手法技术。

以刘氏揉术对全身或局部进行疏松，散结化瘀，舒筋活络，缓解病证不适之处的痛苦，研判香灸部位，为辨证论治、个体个疗提供依据。

揉术疏松可使患者局部皮肤潮红、皮温增高、毛细血管扩张，具有调节血液和淋巴循环的作用。在日常生活中，人们常会发生肌肉、肌腱、腱鞘、韧带等软组织损伤，这些小的损伤不会引起人们的注意，但会因局部出血及其他原因而产生粘连，从而引起长期疼痛和关节活动受限，并加重体内"瘀、滞、堵"。三步法之所以要把疏松放在第一位，就是要通过揉术疏松改善皮肤、肌肉的血液循环，促进组织器官的新陈代谢，兴奋或抑制神经，加强胃肠功能，疏通经络，从而起到镇痛、消炎、解痉的作用，调整人体功能，增强免疫能力。

刘氏三步法通过揉术疏松疏通，以手法治疗达到以通治痛。三步法之第一步揉术疏松要达到这样两个目的，一是缓解疼痛，二是疏松局部或全身皮下组织和经络。

人体产生疼痛以后，肌肉会出现保护性的肌痉挛，痉挛使肌肉粘连，血液循环受到影响，气血不通又加剧疼痛。通过揉术疏松松解粘连，缓解疼痛，改善血液循环，加强新陈代谢，才能使之后的香灸和贴膏发挥良好的功效。而对有些闪腰岔气或扭伤的患者，揉术可直接回经复位。在刘氏圈疗调理中心常常看到这样的场面：有的病人来的时候用担架抬着，经揉术疏松手法调理后就可以自己走着离开；有的因闪腰岔气或扭伤的病人靠别人背着来的，经 20 分钟揉术调理就能行走如常。这就是刘氏揉术手法的神奇之处。

《灵枢·经脉》曰："经脉者，所以能决生死、处百病、调虚实，不可不通。"这非常明确地提出了经脉是疾病的反映系统，同时也是疾病的防治系统。经络满布人体，贯穿全身，是运行气血的通路，一旦经络阻塞、气血运行不畅必形成瘀滞，而皮肤肌肉得不到充分营养必无光泽，甚至导致皮肤发生各种病变，如痤疮（青春痘）、雀斑、瘢痕等。在肌肉则形成痰核，在血管则形成静脉曲张、静脉瘤等现象，而这些又有可能形成另一些病证，如失眠、头痛等，如此因果循环则皮肤的代谢功能必定降低，从而加快皮肤衰退老化的速度。

当经络出现问题之后，人体会发出报警信号——疼痛。无论是癌症还是各种慢性病、疑难杂症，给患者带来的痛苦首先是疼痛。不同的部位、不同的病证，痛的感觉各不相同，有胀痛、刺痛、灼痛、绞痛、隐痛、遇风痛、遇热痛等。《黄帝内经》认为，之所以身体局部发生疼痛，是因为这个部位的经络、气血不"通"了，不通则痛。不通，主要是因寒气凝滞引起的，当血瘀阻滞在脏腑、经络等某一部位时，必发生疼痛。通则不痛，找到瘀滞原因，找到病灶，疏通经络，疼痛自然消失。

大家知道，经络系统就像一张网，十二经脉是这个网的纲，众多的络脉是网的支线，这张网形成一个四通八达的网络系统，把人体包括五脏六腑在内的所有器官和组织联系在一起。运行气血是经络的基本功能，三步法着重研究经络疼痛点、病症点，顺点循脉找线，点线结合，从气血循行现象中寻找病因。刘氏圈疗三步法基本法则就是通经络，活气血。通过刘氏家传揉术，对皮下组织和相关部位的经络穴位进行疏松，然后使用画圈和香灸的温热散寒效应穿透人体病灶，将局部寒湿结节打开贯通，激活细胞，恢复正常循环，达到整体阴阳平衡。经络、气血贯通，才能达到解病除症的疗效，这就是刘氏三步法整体系统全面调理治疗的核心理念。

由于人体是一个统一的整体，中医治病常常不在患病的部位上着手，比如：腿痛不治腿，治腰治臀部，腿痛就好了。这就是中医常说的"病变在下，治疗在上"，叫作下病上治；头痛不治头，治颈椎及有关病变部位，头痛就好了，为头痛者治疗从颈椎入手，他的头痛就好了，这叫上病下治。

有的人颈椎病时间长了，腰椎出现病变，或腰椎病时间长了，颈椎又出现病变；有的病人治腰椎间盘突出治好了，颈椎病也随之好转与减轻；还有的左边腰痛时间长了引起右边腰痛，引起臀部痛，甚至引起腿痛、腹部痛，还可以引起胸椎与颈椎的疼痛。中医讲究治病求本，就要找到病变的原发部位和原因。比如常有患者因腰骶部的软组织损伤引起胸椎、颈椎的问题，引起坐骨神经痛。这种状况很难治疗，就是大医院也没有好的办法，通常也就是采用止痛加消炎，病患缠绵不去，有的患者甚至卧床两个月也不见好转，这种"病人腰痛，医生头痛"的情况很普遍。

可以说，整个生病过程和治疗过程都是由经络始，于经络止。查经络知病证，调经络、理气血能够治疗疾病，这是一代代中医工作者在实践中发现总结出来的规律。长期以来，中医工作者一直在对人体经络进行研究，着重于经络对气血的影响、相互之间的关系以及其病理生成过程，探寻中

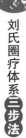

医药外治方面的有效方法。针对这种现状，我在临证过程中细心观察，注意到了经络的变化对人的病证生成的重要作用，并发现了外治法调理治疗如何从经络调理，如何找到病根、解除病根。

刘氏三步法与现代医学研究相结合，大胆创新，根据刘氏圈疗多年来临证应用实际情况，总结出配伍组合性调理治疗新概念，即"三步调理＋综合养护"的创新调理治疗技法操作体系。调理、治疗、养护全过程参与，疏经活血，调节阴阳，使机体免疫力增强，达延年益寿之目的。

二

疏松疏通皮下组织结节、"瘀、滞、堵"的癥结，是调治疾病重要的第一步。"瘀、滞、堵"主要分布在身体骨关节活动处，遇寒凉便滞留成结，造成局部疼痛。

人体之疾患，主要是人体气血运行不畅或某组织器官功能出现问题，刘氏三步法从经脉气血入手，五脏同调，平衡体质，疏松皮下组织，疏通经络，对新陈代谢功能进行有序的调理治疗，反复进行修复、恢复身体平衡，提高免疫力，让自愈系统强大起来。三步法按照普遍规律寻找常见结点，从结点开始，有序排查病灶，从肢体末梢对应穴位点排出体外，分上下肢分别排出，顺经脉走向疏松疏通，由浅入深循序渐进，分时段排出垃圾毒素，平衡体质。

说到气血运行，大家对"气"要有一点认知。人体内的

· 58 ·

"气"是看不见、摸不着的，但"气"有自己的气孔通道，"气"在体内的运行和阴阳物质活性有重要的关系。如果体内通道大面积发生堵塞，遇寒气滞血瘀，而体内的阴性物质缺乏氧气供应，流通受阻，就会使阴性物质发生变化，当这些物质沉淀在身体阴处，结节成核，阻滞气血流通，体质就开始发生变化。三步法的目的是对堵塞部位进行疏通、深度激活，身体就会迅速发生温热反射，激活身体原功能。所以说，整体全面系统调理经络气血，增强自愈能力，激活免疫力，保持正常代谢是治疗慢性病、疑难杂症的根本途径。

刘氏三步法的医疗思想和理论基础是建立在中医普遍理论基础之上的，如：经络决生死、三分治七分养等。如何把这些理论应用于实践中？几千年来，为什么有许多中医绝活、绝技在民间流传？就是因为他们用大量的临证实践验证了这些有着普遍规律的道理，以真实的疗效取得了广大民众的信任。西医以科学仪器手段检测、治疗固然以其科学性让人信服，但中医药以其博大精深的文化及神奇精妙的调理治疗方法生存于民间，二者应该相互借鉴，取长补短。刘氏三步法正是充分发挥中医的长处并借鉴西医的科学技术力量和手法，在调理治疗上深入研究，在实践中总结出有效的方法。无论中医还是西医，最重要的是选用什么样的方法能够解病除症解决病人的痛苦？刘氏三步法开辟了一条新思路，并完成了整体、系统、规范、标准化实际操作程序的制订，解决了治疗慢性病、疑难杂症、肿瘤癌症方面的一些问题。

人体是由细胞、器官及各系统组成的复杂生命有机整体，每一项结构之间都有直接或间接的连带关系。人体各个系统连接起来形成一个大循环，这个大循环是非常精密的，要求每一条经脉网络都必须畅通无阻，一旦有某处阻碍气血运行，人体相关部位就会出问题，并对整体循环造成影响。当人们感到某个部位局部疼痛或麻木、没知觉等症状，那就是循环出问题了。

在日常生活中，会有很多酸性物质在人体内堆积，经风寒湿侵害形成微粒子聚集变化后为结节，结节对经络、气血运行造成瘀阻，进而发生病变形成恶性循环，破坏人体细胞组织结构。这些坏死的细胞在人体内游走，破坏人的体质。癌症病人为什么都会出现疼痛难忍的状态，因为酸性体质就是中医讲的寒性体质，寒属阴，而阴伤阳，阳不足伤及元气之根，产生了局部细胞坏死成炎症，局部腐烂，毒素猖獗，疼痛加剧，危及生命。

气不通发麻，血不通发痛。脏要实，腑要空。胸积，积而招邪，现在很多人因饮食过度而水积腹肿，气积不畅，血积疼痛。刘氏三步法治疗理念就是把门打开，把疾病放出去，先调中焦，从中部开始调理。调胃、脾、肝、肾，得中原者得天下，中焦就是人体的中原，所以调阴阳、调脏腑、调经络要从中焦开始。

人体内元阳受损后，风、寒、湿邪气最容易侵入。另外，生活中的压力、情志的变化，也能引起肝火升、血压高、糖尿病之类的疾病生成。所以人在平时要注意养阳补气，人体元气衰弱，首先引发的是感冒并发症，然后出现一体多病、三高并发症及退行性病变等状况。神经情绪性病变及慢性病证对人体造成极度不适，都是自身阳气衰弱以后预防性措施不当积下的病。

及时调补、升阳除邪是一项重要的调理治疗措施，疏松人体督脉，辅助任脉运行改变，先让人体元气回升，这是重要的第一步。然后针对自身的症状做好调养，只要能够保持基本的自愈能力，就能做到体质上的根本性改变。

热和凉，是我们时时都要遇到的气温变化现象，似乎是司空见惯的小事情。但就是这么一件小事情，却是造成体质不平衡、影响身体循环系统造成病证的主要原因。热、凉的骤变，容易造成体质"瘀、滞、堵"和疼痛，而"瘀、滞、堵"会形成结节，加剧体质沉僵，病患日渐形成。三步法之所以以疏松疏通经络、骨关节的结节为第一步，就因为这是中医药外治法调理病证的有效方法。

我们在长期的临证实践中发现，有很多疑难杂症的形成和产生都是因为人体皮肤表层汗腺毛孔的闭塞所造成的代谢功能紊乱，体内毒素垃圾无法排出体外，形成内脏经络、经脉瘀阻。由于人体双向调节器官——皮肤出了问题，导致脏腑系统内分泌紊乱，而脏腑、腧穴等通向体外的排毒系统出现了问题，又导致体内排泄系统出问题，人就要生病，到一定程度就形成了慢性病及一体多病的状态。久而久之，病证和心理压力的双重折磨加剧了人体疾病的发展。

气血瘀滞对人体结构产生影响，从局部疼痛到全身骨关节疼痛，直至影响到五脏六腑。这一系列的演变转化过程，都是局部缺氧造成的生理性病变。所以说，治病先治瘀，防堵是治慢性病的关键。

刘氏三步法独有的特点是什么呢？它能除湿化痰利水，通经活络，软坚散结，温阳散寒，祛风，扶正祛邪，增强免疫，不伤脏腑，不伤气血，帮助气血的正常运行，恢复人身的元气能量，平衡阴阳，清除自由基，激活修复细胞。可以说，这些目的达到了，那么慢性病、疑难杂症能得到缓解或治愈。

三

刘氏揉术对全身或局部进行疏松，舒筋活络，活血化瘀，体质由寒凉升温，为之后全面整体调理打开通道，这是调治慢性病的重要一步。同时，有止痛化瘀之功，消除局部瘀肿、痉挛，缓解疾病带来的痛苦。

疾病产生的根本原因，一方面是由于体质内毒素滞留问题，因内通道代谢排污滞留垃圾形成的毒素在体内引起变化；另一方面，是人体代谢器官——皮肤的代谢功能受阻，垃圾在皮下层形成的毒素堆积引起病证。当人体代谢、排泄器官出现问题，就会造成身体变化。如，某些部位出现红肿、疼痛等现象，这些现象刚开始不会引起人们重视，一段时间后就会形成"瘀、滞、堵"，造成局部经络不通，瘀、堵物质积结、变质，逐渐对某个器官、脏器造成危害，最后形成疾患。

"瘀、滞、堵"使体内软组织和动静脉、淋巴管等发生病变并结节，导致肌肉萎缩，循环和平衡均受影响，疾患由此而生。所以三步法调理是由浅表层调理向深层调理渐进的，揉术疏松顺经络走向由表及里，软坚散结。香灸和贴膏从深处调理循环平衡，除湿利水，软坚散结，疏通人体整体经络气血运行。

疏松疏通经络，调整脏腑阴阳功能，修复人体细胞，调节新陈代谢功能紊乱，增强免疫功能等是解决人体神经系统的营养供应源的问题。揉术疏松可刺激神经末梢，对神经系统的温和刺激，能够促进血液循环，加速代谢产物的排出，有利于受损组织的修复。体质性病理转变都有一个转化形成过程，这个过程需要一定的时间，在这个时间段里，只要找准了病源，用对了方法，调理治疗措施得当，就能够控制疾病的发展。

慢性病是由经脉气血"瘀、滞、堵"形成的。如果不及时治疗，对原始病证因果关系认识不清，或者调理治疗不当，会造成严重后果。病证进一步发展，会伤害脾胃，对其他脏腑的循环系统造成破坏，导致人体结构出现恶性循环。

当淋巴液在骨关节处滞留，造成骨关节肌、腱、筋的粘连肿大、发炎、发热，你就要引起足够的警惕了！这是病证初发期，是调理治疗最佳时期。人体病理症状一旦形成恶性循环，便会破坏体内细胞组织结构，一定要及时调理气血通道，软坚散结化瘀，疏通经络通道。

什么是调理？调理就是阻止病证的恶化。调气血，通经络，平衡阴阳，治标求本，固本培元。调理治疗依据中医辨证论治、整体观念的思路，以疏松、缓解、调理身体循环，平衡阴阳，"调理中养生，养生中治疗"。刘氏圈疗系列外治法通过有效调理体质、新陈代谢、循环平衡关系，理顺脏腑之间微循环及整体肌肤之间筋、经、脉络人体系统循环，疏松粘连阻滞区域，恢复循环正常运行。刘氏圈疗经几代人的努力，以大量临床实践总结出了三步法系列组合调理疗法，经五脏反射穴位近距离调理，药气直达病灶，达软坚散结、五脏同调、化瘀解滞、治疗疾病之目的。

局部调理、整体疏通是刘氏三步法疗法的核心理念，是针对慢性病、疑难杂症、养生保健，在长期的临证案例中依据体质变化规律、运行系统走向的循环过程规律总结出来。平衡体质、促进代谢是刘氏圈疗调理治疗病证的基本原理。

中医有两大药库：一是大自然供给的药库，中草药是也，这是外在的药库；二是人体经络学，用好了也可以治百病，相当于一个内在的药库。如何有效利用这个药库，我们民间中医药工作者，要善于从古代经典医籍中寻找创新灵感，也要善于学习借鉴先进科学技术。

揉术疏松过程中，我们强调对颈部的疏松要特别认真，揉捏提拿要特别小心，因为颈部是人体健康的核心区域。动静脉血管、多条筋脉都在这里纵横交错，如何保护它们的通畅，如何解除颈部的瘀堵粘连，是调理治疗慢性病的重要环节。

"瘀、滞、堵"严重影响气血的通畅，以往中医都是在运用活血化瘀的药物上下功夫，三步法则在技法上取得突破，采用几种外治技法和数种药物叠加效应，加强软坚散结、活血化瘀的力度，通代谢，调平衡，总结出一种独特的创新型体系疗法。

为什么慢性病、疑难杂症常常与血液有关？很多病都因血液出现问题而导致？因为，人体的血液有两个重要作用，一是供应氧气营养，二是代谢废气废物。随着年龄的增长，随着人体的衰退，血细胞变异畸形缺乏活力，血管被附着物堵塞，粘连在一起的红细胞很难流到人体组织器官的毛细血管和末端部位，从而造成微循环下降，沉淀物和毒素无法排出，促使人体组织和器官发生病变。

大家知道，血液循环系统的源头是心脏，循环系统运行的方法是动脉把带有新鲜氧气和营养物质的血液输送到全身各个部位，静脉把带有毒素和垃圾的血液送回到心脏，再通过心肺循环和呼吸达到吐故纳新的作用。中医采用的是大病易灸的思路，温热散寒解决皮肤的代谢功能，消除瘀堵，利用皮肤及脏腑的对应反射处理方法，用软坚散结、直达病灶的透皮吸收方法，起到局部调理治疗，改善、改变经络的瘀堵问题。

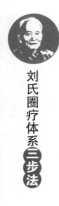

第二节 刘氏梅花香灸
——调节阴阳行气通络

一

梅花香灸是三步法中最关键最重要的一步。

梅花香灸是先父最重要的发明。先父在七十年临证实践中，以唐代以来的内病外治的论述为理论基石，吸纳众家之长，在艾灸、针灸等各种灸法的基础上，历经三十多年的反复实践和摸索方研究成功，取得了国家发明专利，获美国爱迪生发明大奖。

刘氏圈疗新法问世后，先父就致力于刘氏梅花香灸的探索研究。经过多年临床实践，以天地五行为合，以调人体阴阳元宗为本，精选艾叶、藿香、桂枝、桑白皮、紫檀香多种中草药，通过人体经络穴位，以立体螺旋的补泻手法，平衡人体阴阳虚实，扶正而祛邪。

梅花香灸以中医理论阴阳为总纲，十二经络为依据，以五行相生相克辨证施治为指导，通过人体的整体与局部相结合，施行立体螺旋手法，用形似梅花状的艾香棒熏灸，作用于人体的十二经脉、奇经八脉，使阴阳平衡、经脉贯通，并能追随病灶，使隐藏的病灶得以显现。

梅花香灸从大椎开穴，利用香燃烧时产生的热旋力达到远红外热敏效应，由表及里刺激穴位，再由里及表排出体内毒素，从而激活人体循行最广的足太阳膀胱经，及与之相对应的脏腑反射区和穴位点。

梅花香灸一经临床使用，立即以卓越的功效受到广大患者的好评，得到医界同行的认可。它既能治病又能寻诊，如头痛、发高烧、全身不适者，用梅花香熏灸8~10分钟后，就感觉痛止、烧退，周身舒服，症状消失。与传统的灸疗相比，梅花香灸的成分、火力、穿透力、温度、出烟量、密集度、疗效远比普通艾灸高出2~3倍，集寻诊、治病于一身。它既能防病治病，强身健体，又能顺着经络寻找到体内深藏的隐患，使之提于皮肤之外，让人目见病灶大小，被患者誉为"不是B超的B超，不是CT的CT"。

梅花香灸的机理可以简单地概括为：燃香时的温热效应及所产生物理因子和化学因子，作用于腧穴感受神经与外周神经传入途径，刺激信号传入中枢，经过整合作用传出信号，调控机体神经－内分泌－免疫网络系统、循环系统等，从而调整机体的内环境，以达到保健、防病治病的功效。对一些人们常见的病患，如腰酸背痛、肩周围酸痛、失眠头痛、胃脘胀痛、伤风感冒、牙痛、精神忧郁、压抑紧张、疲劳等有立竿见影的效果。

经脉不通，气血不畅，肝肾郁结，新陈代谢功能衰退，这些现象是人体产生病证的先兆。梅花香灸采用灸后背至阳穴，对应肝、胆、脾、胃反射区域，烤灸至全身微出汗（特别是腋下、额头等处）能达到最佳效果。这就是刘氏梅花香灸内治病根外通代谢通道，调病根治顽疾的原理。这是遵循自然规律，结合人体生理条件、经络各系统运行规律进行疏理顺畅的过程。

梅花香灸是一种标本兼治的调治方法，通过局部温灸发热，消炎、镇痛、减压，让局部缓解压力，促进气血循环，这个从温到热的过程就是香灸功效的体现，这就是热能效应发挥的巨大作用。刘氏三步法系列组合就是调理机体，增加元气生成，调理免疫系统，调理各种筋、经、络粘连引起的阻滞，其次调理淋巴、神经、筋脉粘连造成的结节阻滞现象。对生活中各种因素造成的慢性病以及疑难杂症都有效，其原因就是气血通顺以后，温润了筋、经、络各部位，达到全身通达，身体平衡，阴阳调和。

利用梅花香灸燃烧产生的热旋力及远红外热效应激发病灶处经络气血运行，反复深灸病灶处和体内高尿酸钠、浓度钙、坏死细胞堆积和体内积液粘连处，将深层寒湿转化。随着香灸药气层层渗入，通气血，平阴阳，脏腑同调，软坚散结，疏通经络，祛湿排毒。

长期卧病的人，筋骨容易出现问题，筋骨有问题，影响大脑神经对身体的支配，造成活动不便、不想动，越不想动越动不了，动不了更不想动，久之，形成一种恶性循环，自身免疫系统日衰，病证愈加严重。这类病人在接受刘氏三步法调理治疗的同时，要经常活动四肢关节，激活筋骨的运行，这是配合调理治疗的重要组成部分。气血运行到末梢神经，精血回流无碍，活动就不存在大的问题，四肢灵活运动证明大脑神经细胞指挥系统没问题，调理治疗和运动相配合，才能达到好的效果。

人体病变是代谢系统瘀阻造成细胞长期滞留形成自由基堆积，还有部分坏死之后产生的病毒作怪，形成局部疼痛、炎症、麻木症状，所以，刘氏三步法首要目的是整体全面系统调理细胞的代谢通道，激活体内自由基更替交换，加快新陈代谢，保持气血经络平衡。

人生病的过程，实际上就是一个人的体质衰老退化影响各系统功能产生病理性变化的过程。首先从疼痛开始，人体后天之本脾胃发生病理变化，接下来影响到肝、肾、心脏，这些核心部位的变化影响到经络、脏腑之间的代谢通道，瘀滞阻隔带来体质根本的变化，同时往往还会因情绪受影响导致气血紊乱，影响脏腑的功能，最后破坏免疫系统引起病变，随着年龄的增长、病证的加剧，危及生命。

所以说，有效的调理治疗就是帮助患者解决自身体质平衡问题。

人体内的垃圾毒素是些什么东西组成？是人体内沉淀的油脂、汗液、坏死的细胞、钠盐、高浓度钙等分子，这些物质在脏腑运行过程中没能及时代谢出去，或因皮肤代谢功能衰退，使垃圾毒素滞留皮下，形成结节，久之成为病灶。

用香灸温经散寒、疏通经络，顺经络将其排出体外。有些寒性体质生病时间过长产生大量寒凉结节，当我们采用香灸组合将其从体内各组织的深处拔到体表之后，慢慢温灸，然后顺经络带至皮下，经汗毛孔将其排出。

二

有关专家对刘氏梅花香灸论证剖析，认为，刘氏梅花香灸作用、疗效强于其他香灸的主要原因，是以最佳组合的天然中草药通过在体表穴位的熏灼燃烧，加强了其温热助阳作用。通过穴位－经脉－脏腑的传导，疏风散寒，温经通络，行气活血，温中和里，回阳复脉，升举阳气，化瘀通痹，清热解毒，消肿散结，增补元气，强壮脏腑。梅花香灸在香灸疗法中处领先地位，是因为它在用药组合与施灸手法上的创新。梅花香灸技能操作、施灸手法自成一体，是一种融创造和创新于一体的专项技术，对于慢性病有独特的疗效。

很多慢性病都是气血不通引起的，那么气血不通又是怎么形成的呢？

身体局部肌肉板结，造成阻力，形成结节，使神经纤维变形、扭曲，产生疼痛，久而久之会造成神经麻痹，出现局部由麻到木、到无知觉的恶性循环，最后形成局部细胞坏死、发炎、生疮结节的后果。痛则不通，通则不痛，讲的就是这个道理。有些身体变化是由气道影响血道，血道影响穴道，穴道产生病证疼痛点反应，久之由点转面，若不及时治疗，便有可能成为疑难杂症。初期局部病证是由人体络脉引起，久而久之转化到相连经脉，再由经脉影响到对应的脏腑器官，初始以胃为主，紧跟着是脾。因为胃的经脉连通各脏器，联系最紧密的是脾脏，因脾主运化，脾胃功能受到影响，便会出现营养不足，影响面进一步扩大。

而这个过程变化缓慢，对日常生活影响不大，易被人们忽视，中医强调治未病就是提醒人们防疾病于未然。

人体有三大气血枢纽，气的升降出入，是人体生命活动的前提和基本方式。这就是为什么在运动的时候，都强调起势要启动全身的气，运动过程中气也是在不断地被调动着的，而结束时一定要把气收到本位来。

这三大枢纽是膻中穴、气海穴、关元穴。中医讲"气会膻中"，人身体里的气一般都汇聚在膻中穴，所谓"胸中大气"。很多人都有过这样一种感觉，当有人气着你的时候，你就会说"气死我了"，手会不由自主地抚摸胸口，抚摸的位置就是膻中穴。这是因为人生气的时候气会憋在膻中穴这里，没法宣散，会很难受，人就会出于本能捶打、按摩膻中穴。

第二个是气海穴。气海穴位于脐下1.5寸处，它与调息相关。养生家和练功的人气会下行，一般把气海当作大气所归之处，所以有"百川汇成海"的说法。凡是气机失调，都要通过调气海穴来进行调理。中医认为：气会膻中，与气海相迎送。就是气在膻中穴和气海穴之间有一个交合、升降、鼓荡的现象，能送到气海的气为真气。

第三个是关元穴。从名字上看，这里是元气出入的地方，所以非常重要，所谓的引气归元也是要把气引到关元处。气海、关元一壮，全身都壮。

这三大气机枢纽所处区域是调理治疗人体生命线条的要害部位，是人体内筋脉顺畅、气血运行、神经系统的要道，是疾病反映区，可谓保健重镇。很多粘连结节滞留于三大区域，造成身体局部或整体疼痛、胀麻、发木、无知觉，有的形成无名肿瘤。对脏腑功能产生影响后，形成严重的恶性循环，破坏各系统新陈代谢功能，进而危及生命。

因为有很多人在家使用梅花香灸自医自疗，我在这里把梅花香灸的主要机理功效归纳一下，便于使用者参考。

一为调和气血。气血是人的生命之源。气血充足，气机条达，人的生命活动才能正常。梅花香灸可补气、养血，还可以疏理气机。

二为调节阴阳。人体阴阳平衡，则身体健康，否则便会发生各种疾病。梅花香灸有恢复阴阳平衡之功效。

三是温通经络。经络是气血运行之通路，经络通畅，气血运行，营养物质之输布才能有序进行。梅花香灸借助其温热肌肤的作用，温暖肌肤经脉，活血通络。

四是扶正祛邪。正气存内，邪不可干。梅花香灸通过对某些穴位施灸，如大椎、足三里、气海、关元等，可以培扶人的正气，增强人的自愈能力。

五是行气通络。经络分布于人体各部，内联脏腑，外布体表肌肉、骨骼等组织。一旦局部气血凝滞，经络受阻，便会出现肿胀疼痛等症状。香灸相关穴位，可以起到调和气血、疏通经络、平衡阴阳的作用。

在香灸时，要注意点、面和第三感应区，由表及里由里及外，通气散热、散寒、排湿达到平衡体质的效果。由局部调节平衡，疏通周身气血，体质温度平衡，气血平和顺畅，由此气血正常运行，而带动局部病症变化。这样的修复改善需要一个漫长的转化过程，需要耐心，病证生成过程复杂而漫长，治疗也就不可能一蹴而就。

人体内淋巴液瘀滞代谢不掉，加上滞留、堆积的红细胞、白细胞及高浓度钙等汇聚成泡，形成肥胖瘀肿的体态。如何解决体内积液的代谢，是困扰医界的老问题。要解决这个问题，首先要搞清楚人体局部积液形成的原因，它又是如何影响人体局部细胞变化并引发基因改变的病理过程。通常来说，热、寒对湿气的影响是体质变化的根本原因。

这些物质堆集在体内，慢慢发生质变，粘连筋、经、脉，影响淋巴系统、神经系统、骨骼及内脏，使人体各系统的正常循环发生紊乱。这种体质变化现象是有很强共性的，就是说绝大多数人都面临着这样一种变化，那么，这个发展过程是有规律可循的，找到这个规律，制定有效的方法，这就是三步法在这一方面所做的努力。大道医简，无论是调理治疗慢性病、疑难杂症，还是治未病、养生保健，应该有一种简单有效的方法，同时，让更多的人明白病证因果的常识，提早预防，少受疾病折磨。

刘氏三步法全面整体调理代谢功能，清理体内环境产生的垃圾毒素，保持皮肤光滑有弹性，提高免疫系统功能。

香灸主要作用是经人体皮肤或相关腧穴透灸，激活人体自身免疫系统，具有活血化瘀、软坚散结、疏通筋骨、脏腑同调、平衡体质之功效。中医认为，药、穴同源，中药内服将药分为"君臣佐使"，调阴阳寒热，要分析情志、环境、气候等影响，同样穴位调理也离不开药理调理思维模式。方法不同，目标是一样的，两者可以互为利用、借鉴。

人体积液的形成与肌肉衰退性变化有关。肌肉萎缩、韧带弹力受损，造成局部或全身整体退行性生理结构变化，精气神全面下降。由骨肉分离形成皮肤表层的板结，进而影响骨骼的营养供给。板结的肌肉由于脱离整体循环，对气血的整体循环会造成影响，进而影响身体整体功能。这是一个退行性病变的过程，也是"瘀、滞、堵"造成体质下降的病变过程。这个过程是一个由量变到质变的过程，有时是缓慢的，不太容易发现且易被人们忽视，当病变形成才引起重视为时已晚。所以，人们要重视自己的生活方式，关注身体变化情况，及时采取有效的预防调理。

寒湿在身体局部沉淀后形成的"瘀、滞、堵"病证，对神经系统功能传导有严重影响。因为局部的寒湿形成局部体质温凉变化，造成了高浓度钙、尿酸钠、脂肪等体内坏死细胞排泄不出去，和淋巴液黏性物质融合在一起，产生阴、湿、寒滞留，造成严重的破坏性变化。体内坏死细胞，在皮肤表层沉淀堆积，影响毛细血管代谢。

人体质的改变是生理结构的改变，主要原因是内邪和外淫造成体内"瘀、滞、堵"。人的病证表象千变万化，部位、程度、状态都不同，辨证过程尤为重要。三步法对如何软坚散结、化瘀祛湿进行了深入的探索和研究，根据其发展规律，总结出了有效的方法。

依据传统中医理论，我们结合自身临证实践总结，不断求证三步法的真实确切有效性，进一步深度总结。采用温热散寒、软坚散结的方法，让人体温度平衡、局部和整体平衡、体内和体外保持平衡。这种温度平衡调理的治疗过程，通过温热散寒的灸疗措施，将骨缝凝结的沙粒状结节软化消散，经药力功效达到解病除症的目的。按照一通百通的道理，只要经络气血通畅，脏腑之间融会贯通，新陈代谢营养供应正常，慢性病、疑难杂症等都会迎刃而解。

刘氏三步法不仅是抑止、改变这个过程的一种方法，我们还注重把认识这个过程的理论知识告诉大家，让大家认识病证变化的关系，认识从局部到整体的身体变化过程、原因及改变的方法。全民大健康事业就是要全民参与，全民认识中医，这才是让我国古老中医在全民大健康时代发挥重要作用的重要途径。

"三分治，七分养"，这句话虽简单，意义却重大。

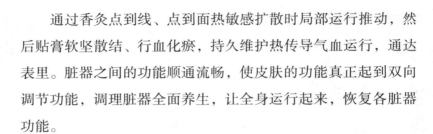

三

通过香灸点到线、点到面热敏感扩散时局部运行推动，然后贴膏软坚散结、行血化瘀，持久维护热传导气血运行，通达表里。脏器之间的功能顺通流畅，使皮肤的功能真正起到双向调节功能，调理脏器全面养生，让全身运行起来，恢复各脏器功能。

香灸产生的螺旋气场有较强穿透功能，利用热传感张力快速温热身体表层，直入穴位，阴性气体寒凝瘀物被温热激活。下肢大腿、小腿贴膏，提早加速血液循环过程。其目的就是打通粘连的筋健、神经、血管，让血液、津液相互润滑，松弛下来。

作为一种成功的配伍组合疗法，它的重要意义是找到了人体产生病理的根源性成因，同时还以它的疗效证明了一个道理，对于成因复杂的不是单方面形成的病证，就一定要用综合的调理疗方法，才能得到理想的调治效果。

作为刘氏圈疗传承人，我深深体会到，中医的临证过程是极其复杂和艰辛。从症到病，从病到症，要进行细致的观察，不断地进行辨证辨病、个体个疗的理论研究，尤其是一种创新的体系疗法，要对每一个环节进行严格的审定和改进。"实践出真知，效果做验证"，我在实践中不断总结"三步法+"标准、规范技术操作工艺流程。在调治大量疑难杂症实践案例中，依据治疗效果后的观察研究对比，对照先父在大量的临证案例中的数据和经验，进行总结并传承创新，经大量的临证案例，取类比象，深度验证了三步法的独特疗效。

皮肤润滑，气通血畅，全身轻松，骨关节灵活，这是一个人健康的基本特征。相反，如果一个人肤色晦暗，四肢不灵，有气无力，那是有一定程度的"瘀、滞、堵"，经络不通，气血不畅，阴阳失调。为什么人的身体会出现问题？因为人的神经末梢处的毛细血管堵塞，血液无法回流，这就是静脉回流的问题，回流过程和体内的氧气有一定关系，人上年纪后气虚、血虚，容易产生病证。

人体氧气供应不足，全身的排泄推动能力就减弱，局部形成湿凉阴性物质，就发肿阻滞，影响气血循环，由局部影响到全身，由表层影响脏腑。这样一个循环过程，是人体变化的自然规律。

借用西医手段，认识理解人生理结构，直观分析判断身体脏腑各系统之间的相互关联。中医学讲经络气血，讲"瘀、滞、堵"形成病证的道理，直观易懂。中西医治疗疾病的机理都从病菌或经脉的源头入手，只是方法、手段不同，药理药性不同。

调经脉气血，通脏腑经气，治病证之根，激活神经细胞，补充营养，增强生命活力。顺络，走脉，通经气，打通周身两大脉十二经，激活脏气通六腑，全身贯通，增强免疫力。免疫力，中医叫正气，调五脏之气补一身正气，正气存内，邪不可干。

从人体结构不断研究病证的因果转化过程,利用三步法整体调理经脉气血的平衡关系,理顺各系统关联,分析其不平衡病证状况。对于瘀堵年久疾患严重者,采取"热透灸"疗法:双香重灸,加大热功能,灸透重瘀部位和穴位,瞬间激活神经热能量传感,这是一个阴升阳的转化过程。目的在于调理整合调动自身能量,唤醒机体平衡自我修复的机能,促进自治自愈。

人体产生慢性病、三高症、一体多病、疑难杂症等,导致生理结构性症状变化,根据我们刘氏圈疗体多年来临证实践中深度研究,再复杂的病理症状甚至癌症,都有一定的来龙去脉,只要追根溯源找因果,找到因果关系也就找到了调治的方法。从每个患者的身体状况、环境变化、生活质量等方面思考观察、分类区别,制定处理意见及个体个疗调治方案,从人体经脉系统、气血运行及新陈代谢入手,修复细胞,改变人整体的"瘀、滞、堵"状态,提升免疫力和自愈能力,促进康复。

随着年龄的增长,人体神经、经脉、血脉等逐渐老化,尤其是肢体末梢及皮肤浅表层处扭曲变细,容易造成"瘀、滞、堵",影响经脉系统循环的伸张力,对气血循环造成伤害,进而影响脏器功能,这就是人体衰退病变的过程。同时,因"瘀、滞、堵"造成营养补充的缺失,对身体造成更大的影响。

寒湿,会在人体局部沉淀后形成"瘀、滞、堵"病证,对神经系统、营养供应及功能传导有严重影响。因为局部的寒湿形成局部温度变化,温差影响代谢,造成了高浓度钙、尿酸钠、脂肪等体内坏死细胞的代谢产物排泄不出去,和淋巴液黏性物质融合在一起,产生阴、湿、寒、滞、堵问题,危害很大,对人体造成破坏性变化。

一个人若始终保持阴阳平衡,那他的身体一定是强健的,生命的活力很强,心理承受力高,心情愉快精神好。这样的人耐力好,免疫功能强,足以抵抗一般疾病。所以说,对人的健康而言,阴阳平衡非常重要。

那么要怎么样才能保持阴阳平衡呢?首先,要遵循大自然的规律,大自然维持阴阳平衡是通过阴阳变化来表现的。四季交替产生寒热温凉,产生温差和昼夜的变化,自然界不断地在存在着阴阳的消长转化,人体是随着自然的变化而变化的,所以,中医治疗强调天人合一的理念,注重人体与环境的和谐统一。

刘氏三步法是一个遵循阴阳平衡的调理治疗体系,根据个体个疗分类,分别处理局部的病证变化问题、疼痛问题、结节囊肿等淋巴系统出现的问题。其特点是整体疏松疏通经脉系统,激活处于休眠状态粘连结节的部分经脉,紧接着以梅花香灸先温后热,散寒除湿化瘀,然后按照经脉走向贴膏,维护保持揉术疏松、梅花香灸的功效。总体完成利水、除湿、散瘀、止痛各项目标。

作为一项医学科研成果和实用技术,刘氏三步法在养生保健、医疗治病两大领域都展示出了良好的功效和强劲的生命力。

三步法调理治疗进行性肌营养不良病案

孙某，男，15岁。

2017年7月8日由其母亲背来求治。

诊断：2007年西安市儿童医院诊断结果——进行性肌营养不良。

主诉：病情逐年加重，全身肌无力，举手投足皆困难，生活不能自理。近3年来出行需乘轮椅。

病史：5岁时出现步态不稳、经常摔跤的现象，到西安市儿童医院就诊，确诊为"进行性肌营养不良"，并开始服用相关药物。7岁时走路呈现跛行，上下楼梯困难，一侧下肢肌张力降低，发软无力，并伴有腓肠肌肥大僵硬，腰臀部肌力下降，步态协调性差，走路摇晃，呈鸭状；同时头面部逐渐虚肿。近两年另一侧下肢亦出现腓肠肌肥大僵硬，失去行走能力，双足外翻状；出现翼状肩胛，双上肢肌肉出现不同程度的萎缩，肌张力降低，无法正常抬举旋转及伸展，出现上臂的屈曲状畸形。腰臀部肌力下降，酸困，无法自主翻身。如厕、吃饭、翻身等日常基本生活需由他人协助完成。一直坚持上学。

既往史：家族中其表兄患进行性肌营养不良，两年前死于并发症，时年18岁。

调治方案：按照刘氏三步法辨证思路，患者属先天不足，肝肾亏损，体虚毒滞，属中医"痿痹"范畴。由于患者久病体虚，应先从四肢肌肉的局部刺激与症状的局部调理入手，再结合全身调理，激发自身免疫力的同时，不断改善局部症状。

调理过程：从7月8日至14日采用揉、灸、贴进行刘氏三步法调理，一日两次，10次为一疗程。第一疗程前5次调治以四肢局部调理为主，患者足底、腹股沟及腰背部出冷汗，量较大，香灸时趾端灸感明显，左脚可平放，小腿肌力增强，可略微大幅度地来回晃动。后5次调治采取四肢局部调治与全身调治交替进行的调治方案，患者出汗减少，体内热传感明显，自感四肢肌力增强。

第二至第三个疗程，即从7月15日起，仍采取局部与全身相结合交替进行的调治方案。在进行全身调理时，除原有的背腹调理外，强化了腰臀部的调治，身体出汗较多，体内灸感明显。食欲增加，二便通畅。平躺时脚跟可平放，身体可自主扭动，可自主从侧卧翻至平卧，坐时腰部较前挺直。膝关节有胀感，脚背脚底末梢循环改善，触之温热。

第四至第五个疗程在原有调治方案基础上，针对长强、委中和足底进行了重灸，患者这几处灸感和调理反应明显。患者自述全身轻松，食欲增强，睡眠质量好，二便通畅，说话声音洪亮。腰腿有力，自主活动意识增强，尤其感觉臀背部肌肉明显紧张且有弹性，左侧腿后的经筋变软，膝关节较之从前往前伸展的活动范围扩大，脚部有刺、麻、痛的感觉。另有类似"遗精"的现象出现，自述体内有热水流的感觉，食欲、睡眠正常。夜间睡觉时头背部出汗较多，肌肉弹性增强，夜间自主调整体位（由平卧到侧卧）的动作速度加快，头也能相应侧转，家长协助其整体翻身的次数由原来1小时1次缩减为3小时1次。

第六至第七个疗程增加了头面部和膻中、神阙的调治。食欲、睡眠正常，二便通畅。自感中气足，说话声音洪亮。全身出汗减少，头部有刺胀感，脊柱有热感，颈部肌力增强，可自如抬头与低头，夜间自主调整体位的动作更加自如。腰肌和腿部力量增强，下肢感觉温热。药膏更换为专用药膏，膏贴2天后，全身困、两腿发沉。坚持使用到第5天时，上述不适症状消失，自感腿部力量增强，头可随身体的翻动同转。

之后的六个疗程不断进行了调整，在全身调理的同时，重点做足部的香灸，促进下肢知觉的恢复和肌肉弹性及力量的增强。揉术以下肢为主，香灸除原有穴位外，增加了头部及气海、关元等穴位的香灸，膏贴除原有的下肢外增加了头部的贴膏。以督脉和任脉的调理为主，同时重灸足部和百会。食欲、睡眠正常，二便通畅。心悸减轻，燥热感消失，腿部锻炼时肌力增强。尤其是手臂力量明显增加，可主动与人握手，还带动他人的手进行上下屈伸及内外旋转。

调理结果：经过10多个疗程调理治疗，患者各种症状发生明显变化：头部皮肤明显紧缩，手臂力量进一步增加，现在可自己完成戴眼镜、喝水等动作，动手欲望增强，自主能力进一步增强。尤其是香灸部位增加了脊柱调理后，由之前的麻痛反应有了较强热感反应。现在可自行在家使用电动剃须刀，坐在轮椅上时身体可前倾70°角，头可抬起看天花板。头面肿大特征明显消除，呆滞神情大为减弱。

患者及家属对调理治疗结果十分满意，积极配合，对进一步调理治疗增强了信心。

调理心得：从夏到冬，眼看着一个少年一天天恢复生机，眼看着一个绝望的母亲愁苦的脸上渐渐有了笑容，我们也为之深感欣慰。

这个 15 岁的少年身患罕见的进行性肌营养不良症，为 DMD 基因的突变所引起，属 X 连锁隐性遗传病，主要症状表现为进行性肌萎缩，目前尚无有效疗法，常因并发痉挛、褥疮、肺炎等在 20 岁前死亡。当孩子的母亲在走投无路的情况下背着孩子来到刘氏圈疗调理中心时，我们无法拒之门外，只能竭尽全力争取减缓孩子的症状。这是对刘氏三步法的一次检验，也是一次严峻的挑战。

我们的调治理念是，针对此病以骨骼肌纤维变性、坏死，抗肌萎缩蛋白缺陷型肌营养不良的主要特征，通过三步法的揉、灸、贴，对患者机体产生一种良性调节的反馈，尤其是香灸，先局部后整体，重远端，激发经气，通过腧穴的双向良性调节作用，从四肢局部刺激和局部调理入手，激发自身免疫力，不断改善症状。

这种病的治疗难度很大，我们也不敢奢望能把孩子的病彻底医好。但这半年多至少看到了孩子一天天向好的转变，他们一家人在长达十几年被阴霾笼罩的日子里，第一次看到了希望，第一次有了笑声。接下来我们又进一步调整治疗方案，为孩子和家长制订长期的药物和物理调理治疗办法，争取进一步减缓孩子的症状。

第三节　刘氏自制药膏
——拔毒祛热消肿止痛

一

作为三步法收官之役，贴膏既是进一步调理脏腑、化瘀除湿的重要环节，还有稳固药效、叠加功力的作用。

刘氏药膏选用纯天然的中草药炮制提炼成膏，再以传统工艺制作的麻纸铺垫做引，采用传统的贴敷疗法，透皮吸收，消肿止痛、拔毒祛热、活血化瘀、软坚散结。

此膏源自清代名医吴尚先家学，经刘氏传人百年传承，由先父取其精髓不断创新融合，甄选天然中草药及传统方法炮制，经一周熬成膏剂，辅以手工打浆特制的麻纸为引药，能透皮吸收的一种外用制剂。此膏辨证施治，主治各种肌肉粘连和结节，与梅花香灸一起形成强大的软坚散结之力。

肌肉粘连和结节均属中医疗证范畴，和现代医学的软组织疾病相对应。软组织的损伤过程实际上是人体经、筋结构受创或慢性劳损后，经、筋组织自发出现保护性挛缩、扭曲、牵拉或位移，或因挤压、积聚、粘连等发生病理性改变，使经、筋内循环系统产生阻碍，致筋路受阻、气血瘀滞、神经传导不畅及紊乱，形成恶性循环。刘氏药膏直接从皮肤给药，提高了对软组织疾病的针对性，以局部有效的松解达到整体的减张。尤其适用于疖痈、肿块、牙痛、跌打损伤、骨关节疼痛、乳腺增生及不明原因引起的肿胀。

传统医学认为骨与软组织的感染性疾病看似表证，但必先受其内，而后血凝气涩，痰湿聚集成脓，脓不泄烂筋，筋烂伤骨，骨伤则髓消。另一方面，人体是一个以五脏为中心，以经络联系全身的有机整体，皮肤隔但毛窍通，通过"经"和"络"沟通内外上下，在体表施以药物，虚则补之散之，实则泄之养之，培补人体正气，正气足则其病自消，此亦是中医外治法之根本。

从现代医学角度来看，药物在长时间的热力作用下，对体液循环流动作用明显，可促使毛细血管扩张，加强血流，药借热力，热助药性，快速透皮，加速了药物在患病处的渗透。由于有热效和药物的双重作用，可使药物的有效成分，尤其是挥发性成分通过皮肤刺激皮下组织、筋膜、肌肉、肌腱韧带、骨膜、关节囊等软组织和周围神经，调整机体组织器官的功能，提高机体免疫力，从而达到治愈疾病之目的。中医学认为：外用药物切近皮肤，通彻于肌肉纹理之中，将药物的气味透过皮肤以至肌肉纹理而直达经络，传入脏腑，以调节脏腑气血，扶正祛邪，从而治愈疾病。

吴尚先在《理瀹骈文》中指出:"外治之理即内治之理,外治之药亦即内治之药,所以异者法耳,医理药性无二,而法则神奇变幻。"现代医学研究认为:皮肤作为一个给药入口,局部给药后,大部分直接进入给药部位发生药效,同时药物可以经血液循环对全身起作用。

有的人在外感风寒湿邪或情志急剧变化的情况下,常常会感觉到身体某个部位或某脏腑不适,这是体内气血阻滞、瘀结的反映。对这些症状,一定要重视并及时进行调理。刘氏三步法正是调治这些不适之症的快捷有效之法。比如,牙疼、局部红肿、疼痛,都可用药膏贴敷处理。腿关节疼痛可灸后贴膏,见效很快。

身体的变化开始由"瘀、滞、堵"造成局部经络不通,气血不畅,遇风寒湿邪形成痰湿凝结滞留,出现痹证,危害脾胃。脾胃是人体健康的晴雨表,而人们往往不够重视,这就是大多数人因脾胃不好造成的病证的根源所在。脾胃受影响后,就会出现营养吸收供给问题,影响其他脏器,一系列的恶性变化也就随之产生。

所以说,刘氏圈疗体系外治疗法的核心机理就是围绕阴阳虚实、经脉气血、新陈代谢三个方面,分析研究人体内的循环。这个过程要有细致的综合分析,做出精准的判断。这就是刘氏三步法的特色,也是刘氏三步法的生命力所在。

二

刘氏三步法依据中医传统理论，通过疏通经络，促进新陈代谢交换转化过程，从而达到调理治疗病证的目标，起到了软坚散结、活血化瘀，促使人体各系统与脏腑之间的气血通畅，阴阳平衡。

五脏六腑的变化，对新陈代谢的影响极大。脏器功能退化，相互之间的经络气血循环差，出现"瘀、滞、堵"问题，就会影响到垃圾毒素的排泄通道。肝胆、脾胃、胰腺等在胸部聚集区遇风寒湿热时，容易形成痰瘀滞结现象，同时，个人饮食及生活环境对此也有密切影响，任何一个细微的变化都会造成对脏腑的影响。调理治疗思路要从这个整体思路出发，发现问题，解决问题。

肝区敷贴，具有疏畅气机、养血柔肝、散瘀明目之效。将其贴于右季肋部，其上缘在右侧乳根下，左缘与正中线对齐，一般48小时更换一次，如肝血不足，有病灶时，会在相应部位出现排毒现象（如局部疼痛、小斑疹、结节、瘙痒等），而且药膏在此处粘贴得非常紧，待毒素排完后，药膏便不会紧密粘贴。经常使用具有养肝柔肝、解肝毒之效。

刘氏药膏也是一种治未病、有益养生的常用药。所谓"治未病"，就是平时要及时养护，保健调理治疗，才能有效保护自己身体康健。

只有对自然规律和人类发展的规律有了正确的认识，才能理性对待自身状况，认识和接受现实的自己。选择适应自己的养生方法和调治方法，学习好的生活方式，才是真正意义上的养生。我和大家同样，年过花甲之后，好多疾病都在我身上出现。我结合刘氏三步法的研究，常年贴膏，调经脉，活气血，平衡阴阳。10年来，实现了战胜疾病、促健康的目标。我对自身调理的体会是，从四肢末梢寻根，四肢中部散结，调理肢体，解除病证，循序渐进，循根溯源，直达病根。

我们知道，西医治病理念基本上是通过抗生素及手术消炎止痛，强行遏制退行性病变，而中医则是通过活血化瘀、解热止痛、消胀利水、代谢排毒，恢复体质常态，激发免疫力消除病证。刘氏三步法在中医治病求本的基础上，靶向调理经脉，优化步骤，简化手法，软坚散结，助患者自医自疗，三分治，七分养，实现根本性的提升。三步法的特征在于：以中西医结合的理念，以中医"调经脉、活气血"为根本，以西医先进的科学技术手段为助手，以刘氏百年家传的精华为内功，有效实现平衡阴阳、软坚散结、解病除症。

"西医救命，中医治病"，这是大家对中西医特点的认识，也高度总结了各自的特点。但是，即便是中医，一个单一的治疗思路和方法，也很难达到调理治疗疾病的目标。找到切实有效的方法，是一个很复杂的问题，要用综合调理治疗方法才能解决复杂的病理，刘氏三步法就是向这个方向的努力和探索。

刘氏药膏敷贴任督二脉可温热散寒，起到调阴补阳之作用。药力刺激粘连结节病灶，深入经络，刺激神经穴位，祛除骨缝里的寒湿。有些患者体内寒湿和瘀滞会使淋巴液黏稠度增加，形成黏蜡状物质，附着聚集，出现瘀肿、炎症、疼痛，造成代谢失调。这就需要用三步法＋圈疗，用圈液全身或局部画圈，针对性调理淋巴液黏稠物质，祛除或预防蜡状物质附着骨关节处及粘连肌肉组织，从根本上解病除症。

中医在为病人调理治疗过程中，怎样对疾病取得根本性的判断？通常来说，辨证过程中要对"症"和"病"有一个明确的认识。"症"是指患者的症状与体征，是机体患病时所表现的各种现象，而"病"是对疾病全过程的特征及本质的概括。

辨证是中国传统医学认识疾病的方法，是几千年来在反复实践中总结出来的科学理论。综合临床各种证候，通过由表及里、由此及彼、去伪存真的分析整理，研究疾病的发生、发展规律，阐明病因、病机，制定恰当的治疗方案。

"证"即"证候"，是患病时出现的互有联系的一些症状。证候反映了疾病的原因和病理变化、疾病的部位，正气与病邪的盛衰、疾病的性质、病理机制的变化等。证是疾病全过程中某一阶段的病理本质，邪正盛衰等的反映，是疾病的"特殊矛盾"。辨别不同的证候，是诊断疾病的重要依据。

中医施治过程中，常常会遇到这样一种情况，同样的病可以有不同的证，同样相同的证亦可见与不同的病中，所以有"同病异证""异病同证"的说法。如我们最常遇到的感冒，便有风寒证与风热证的不同，须用不同的治疗法。

三

　　中医经典理论讲，疾病根源是因为人的元阳之气不足。人身上的元气无处不有，无处不通。如果这些气道不通，血液就无法通过，这就是气滞血瘀的道理，说明了局部出现的结节、囊肿堵塞造成经脉堵塞、气血不通，身体就会出现病症。这种病症的出现会引发身体的实质性变化，进而生成疾病。所以，对人体进行整体生理结构系统的统一调理治疗和疏松、疏通，以温热经络打通经脉，贯穿了中医"整体调治"的理念。

　　刘氏三步法，正是刘氏圈疗在多年临证实践中总结出来的中医药外治综合调理治疗体系，以近百年的临床验证，运用中医药的外治法原理，个体个疗，辨证施治，通调经脉，贯通气血运行周身，达到气通血畅、外调内治病证，达到标本兼治的目的。

　　贴膏过程中，病灶及反射区会出现皮肤表面的发红、发痒症状，均属于体质调治过程的正常反应。将药膏去掉后，立即用热水将毛巾浸湿，擦洗皮肤奇痒处，会立即止痒，然后继续将药膏贴在出疹发痒的病灶处，这样反复几次后，皮肤就会恢复正常，再继续贴就不痒了，这是一个局部病灶处向外排毒的过程，出现这些现象一定要坚持应用，才能达到调理治疗效果。

　　三步法之贴膏是保持气血运动的一种调治方式，调动五脏六腑，保持气血运动的常态化。因为人在生活中气血的运动不可能停止，合理的运动以及气血正常的运动是一个人正常状态的重要表现。圈疗贴膏方法是维持、保护人正常气血运动的有效手段，采用三步法治疗能够起到经络通、百病除的根本性调理效果。

人体是一个极复杂的整体生理结构，在漫长的生命历程中，遗传基因、生存环境、生活习惯等形成独特的身体状况，所以在调理病证时要作综合分析判断，运用综合方法调治。探寻这样一个综合调治方法是不容易的事情。

身体蠕动挤压往复式运动带动身体血液和皮下层水液的流动，形成循环，促进身体新陈代谢。身体骨关节运动，脏腑蠕动及肺扩张都是产生元气的能量，元气是推动主动脉、阴阳平衡的关键。当一个人感觉一呼一吸不是那么顺畅，不能深度呼吸，说明体质脏腑、经络气血各系统有一定程度的"瘀、滞、堵"。

中医讲各脏器的经气关系，总结出了循经问络逐步贯通的理论和方法，而西医采用手术祛堵、搭桥连接或通过药物活血化瘀，这些手段都是为解决心脏的气血流通循环问题。这些问题的起因大多与体质寒湿热有关，寒湿热是引发体内经络、神经系统瘀滞、堵塞的主要原因。刘氏三步法融会贯通，取类比象，通过调理激活人体自身免疫力，增强自愈力。

年纪大的人常常出现身体局部发麻的现象，这是气血不畅的直接表现。体表寒气瘀结，汗腺堵塞，体内气不通，体内的代谢产物排不出去。人体代谢出现问题，身体就会逐步发生不良变化。当体内代谢产物堆积,堵塞一些重要穴位及枢纽区后,就形成难以根除的病患。刘氏三步法采取疏松疏通的方法,反复热灸,软坚散结,外贴透气性强的药膏,进一步消炎利水,达到全面化瘀除湿、疏通经络、恢复平衡的目标。

"痛则不通,通则不痛",经络瘀堵,气血不通,瘀滞阻塞,破坏平衡,形成重大疾患。这是一个复杂的逐步演变、逐步加重的恶性循环过程,有的病程短,有的病程长,与患者的生理状态及生活习惯、情志变化密不可分。

从医学角度的认识看,对于亚健康人群及慢性病患者的调理治疗,从认识到方法、从局部到整体的调理治疗都是围绕全身气血循环顺畅与否而进行。那么问题的焦点就是选用什么样的方法,能够解病除症?人们对生命质量的期望值越来越高,我国中医药也在不断发展。刘氏三步法就是在传承创新中发展起来的中医药外治疗法,好学,易懂,可推广,有规范标准的技术操作体系,是适应"慢病时代"广大民众自医自疗的好方法,普及推广的社会意义深远。

人体筋脉贯通全身,体内坏死细胞、高浓度尿酸形成酸性物质,沉僵积结,形成筋结,粘连神经纤维就会造成局部活动受阻并产生疼痛,临证中香灸、膏贴手足关节及神经末梢,促进阴转阳变化,刺激气化血液津液,疏通循环,激发活力,带动血液运行,改变四肢局部冰凉及疼痛症状。

还有一种疼痛是局部变化造成,由寒凉造成经脉、筋脉、血管等瘀滞、粘连、僵化在一起,造成气血运送营养受阻,体质局部僵硬，疼痛由此而生。

常有受益于刘氏药膏的患者说自己在家中常备此膏，很多身体出现的小问题、小毛病都解决了，问我这个药膏什么病都能治吗？它是如何发挥作用的？

刘氏三步法有两条重要的理念，一是"三分治，七分养"，倡导治未病、重养生；二是"简、效、验、廉"，易学易用，即普通患者可在家自医自疗，或家人互相调理治疗，很多人因此而成为刘氏三步法的"圈粉"。刘氏香灸和药膏都适合日常养生防病，因而，很多人都在家中备有刘氏药膏，平时自贴四肢、胸腹、颈部，解决了很多局部不适及小病证。因为颈部的特殊，我在这里专门介绍一下颈部贴膏的注意事项。

在日常生活中，常见颈部不适，除了外伤和炎症外，颈椎慢性劳损是颈椎不适的主要原因。由于长期低头工作，易促使椎间盘发生退化变薄，而导致上下颈椎体骨刺形成，以致椎间逐渐变窄、椎孔缩小或韧带关节囊松弛，因而使颈髓或神经根受压迫，在这些神经所支配的区域，如头、颈、肩、臂、手等部位，会产生不适感。常见的症状主要表现为颈项疼痛、上肢无力、手指发麻、持物无力、头痛头晕、视物模糊等。

颈部僵硬、睡眠质量差、困乏、记忆力减退、头昏、头痛、感冒症状，贴膏效果十分明显。用药膏贴敷颈椎时，可先用梅花香灸，然后再用药膏贴敷。每张面积约为 $25cm \times 10cm$，共用 2 张，左右各一张，其上缘必须包住大椎、肩井部位。

在使用刘氏药膏时，因体质的不同皮肤上会出现不同的症状反应,均属正常。需要坚持1~2天,隔天再继续贴敷,至身体康复为止。

感觉贴药膏处发痒,而且贴敷很紧,此属风毒外排现象。不必担心,体质越好,排得越快,待毒素排完,肌肤光洁如玉。还有贴膏后会出现局部皮肤发红、发硬,此属体内寒湿的反应。这就是我们所说的板结,此时可用香灸温通经络后,贴敷药膏,将皮下寒湿之邪拔于皮表,以消除皮下瘀结,可使局部僵硬的肌肉松弛,从而改善血液循环。如果皮肤上出现红疹、水疱、皮疹,是体质虚弱、气血不通而导致的毒素长期积存的原因,说明药膏在补益与排毒的共同作用下,将深层毒素排出体表。

第四节 三步法+圈疗
——软坚散结防癌抗癌

一

我们平时所讲的刘氏圈疗指包含刘氏各种外治技法的调理治疗体系,这里所讲的圈疗是狭义的,专指用圈液画圈治病的刘氏独有的圈疗法,全称"中草药药物圈疗法"。它是用特制的中草药药液在患者病区画圈,通过内病外治、辨证论治、选穴施治,以达软坚散结、活血化瘀、平衡脏腑阴阳、调治各种肿瘤、抗癌防癌的目的。

通过画药圈，产生特殊的药物螺旋旋涡和气场引发人体小宇宙的圆运动，启动相对应的螺旋式通道，进而以药物螺旋旋涡和气声为助力，形成磁场和能量，打通气血瘀阻之处，恢复局部气血通畅，增强患者免疫修复功能，代偿性再建一个让气血正常运行的新线路。以平面圈、立体圈等多种形式，使药气通过透皮吸收进入体内，形成磁场和能量，充分发挥圈疗系列协同组合形成的整体效应，达攻瘤克癌、祛邪扶正的目的。

以内病外治选穴位，以辨证施治画药圈，根据标本兼治理论，对患者实施平面圈疗、立体圈疗的综合治疗。作为一种民间中医药疗法，圈疗已经过半个多世纪的临床验证，是一个完整、系统的针对肿瘤癌症及重度瘀堵病证的安全有效的中医药外治疗法。

画圈所用圈液是由数种专用中草药配制而成，药力渗透性强，透皮吸收效果好，形成自然渗透和药物气化渗透效应，部分药力通过毛孔透入，将脏腑潜伏的病毒提出皮表，使体内的风、寒、湿、热邪气从毛孔排出。药力渗进体内驱邪扶正，协调阴阳，升清降浊，修复五脏功能，具有舒通经络、活血化瘀、消肿止痛、软坚散结之功能。

肿瘤与癌症和其他疾病一样有着复杂的病因，是内外多因素、多阶段、长时间作用的结果，具体表现在外邪入侵而久蕴成积、饮食所伤致津液停聚成积、情志内伤郁滞成积、多病因复合成积等几个方面。表皮感觉疼痛的肿瘤，最根本的是气不通畅，气滞血也滞，久而久之，积聚于肌肉之间，硬化成痞。久之气血亏损，浊气转而盛，血败而腐，凝于腹则气上逆，阴虚口干舌燥，枯结之处便为癌。结于乳部，两侧有硬块者，经潮前后剧胀剧痛，经潮过后则痛减，气血行之有滞，此谓乳腺增生；结于单乳者，初患如黄豆大，不痛不痒，七八年如卵石，谓之癌，破则难治，凡结于乳部之痞块，随气而消，随气而胀。

总之，痞块凝于全身任何部位，久则必烂，是谓"痞老开花"；发生在人体任何组织，均会使该组织的功能改变和受到破坏，或干枯内腐。癌瘤可浸润、扩散、转移，不断损气伤血，致使正气更虚，以至堵塞破坏周围其他组织的正常功能，此即"新生物"也。若再遇空气污染，或内伤七情，或饮食某种霉烂食物及误服药物，均会导致病变加速。当量变到一定程度则发生质变，久则而腐，恶化为癌。但观其种类繁多，部位各异，且治病之道，皆在知其病因，据病论治，又在辨证。统观肿瘤和癌的发展过程，大凡肿瘤按其生长和发展都有其"良性"和"恶性"两个阶段，良性肿瘤发展慢，病程长，恶性肿瘤发展较为迅速，病程较短。如果肿瘤长期无明显发展而在短期内突然发展增快，应考虑可能为良性肿瘤发生了恶变，即恶性是良性的质变后期。

在圈疗调治中，一拔、二截和三剿的特殊功效，可使气阻血凝病灶被拔之而病出，犹如将病毒从井底提出井口而歼之。凡病所经由之处，截之则病邪自断，犹如兵家伐交，断去敌方与周围的联系，围而攻之。凡病灶突兀部位围而剿之，使病邪逃不出圈药的"法掌"。拔、截、剿三者齐下，利用圈药特有的药性渗入体内，扶正祛邪，协调阴阳，升清降浊，调和五脏之气，修复脏腑功能，具有清热凉血、柔肝散瘀、温阳通络、利湿清热、补正攻毒、活血化瘀、通络行痹、养血平肝、祛寒除湿等功能，最终使局部的症状在整体的调治过程中得以消除。

先父根据天人相应的原理，悉心总结出了"五圈涂药法"：一围、二聚、三截、四剿、五灭，层层包围，一举而歼，求得速愈。此种疗法是在中医辨证论治原则的指导下，精选数十味地道中草药材，经过炮制加工，用米醋调合成中药药汁。根据患者的不同病情，分别用毛刷将药汁涂于不同的体表反应区，其形状如圈，故称为中医药圈疗法。内外两圈间隔一指宽，内圈攻伐，外圈包剿，通过每天五遍涂药，十天一个疗程，将药物的有效成分渗透于体内，由经络传入而发挥其扶正祛邪的治疗作用。综合中医圈疗这一治疗方法的总体功能，主要是扶正祛邪、平衡阴阳、行气活血、疏通经络、祛寒止痛、化瘀软坚。临床主要适用于癌瘤类疾病。例如，脑瘤、肺癌、肝癌、胃癌、乳腺癌、淋巴癌等，以及由此所引起的癌性疼痛；同时还对其他相关疑难杂症也具良好的治疗效果。

肿瘤和癌症种类很多，如血癌、骨癌、淋巴癌、肠癌、肝癌、胃癌、盆腔癌、肺癌、脑癌、神经癌、乳腺癌等。似乎人体每一个部位、每一个器官上都有生癌的可能。癌症的成因很复杂，但有一条简单而重要的因素：瘀堵。瘀血阻滞是肿瘤的主要病因之一，许多医家都有这方面的论述。在恶性肿瘤患者血液中，有癌细胞或者癌栓微粒，当患者血流不畅瘀血停滞，便会引起癌细胞的扩散。

多数肿瘤及疑难杂症的起因都是因体质出现"瘀、滞、堵"，引起经络不通，形成病变。人体局部沉僵的物质如高尿酸钠、高浓度钙等积存于体内津液中，形成黏合剂状物质，循经络、血管、气道游离，生成沙粒状或条索状结节，有的与神经系统粘连，产生疼痛，造成"瘀、滞、堵"，成为病灶。

起初是由于气滞血瘀形成沙粒状障碍物质停滞在人体某处，初时不会对人体造成明显影响，但长期堆积后增大，因中心区缺氧、血液不流动开始腐烂产生菌体，久之，对体质产生严重影响。一些恶性肿瘤生长很快，术后随血液流动到其他部位，成为毒素物质，在酸性、寒湿体质中生长发展更快，危及人的生命。

气血是变化的根本，抗癌防瘤首先要考虑患者体质变化的原因，辨证施治，个体个疗。我们在使用三步法调治肿瘤过程中发现，一经找到了气血变化的原因，调理治疗便能起到立竿见影的效果，症状得到明显的缓解和改善，能够有效遏制肿瘤的发展。

三步法＋圈疗以疏松、热灸、贴膏、画圈多重有效手段，集技法和药力的精华，靶向明确，强力软坚散结、活血化瘀、除湿散寒，药气透皮吸收后进一步除湿利水、消炎止痛，深度调理平衡，疏通整体经络气血运行。

二

我们知道，现代医学对恶性肿瘤的研究，认为原发性恶性肿瘤的发展及转移，主要因为肿瘤内新生血管的生成所致。那么，首先要阻断新生血管生成生长，使肿瘤组织在缺血缺氧的情况下坏死。而刘氏圈疗软坚散结技法和制剂能明显抑制癌细胞生长，且不影响正常细胞的存活与繁殖。所以，三步法＋圈疗在软坚散结治疗恶性肿瘤方面，效果十分明显。

许多年以来，刘氏圈疗发明的圈液和梅花香灸被同行誉为"软坚散结第一品牌"。当初，先父刘俊岑在七十余年的行医生涯里始终站在抗癌第一线，圈疗法及圈液的发明是他半生心血的结晶，为中医抗癌防癌开辟了一条新途径。今天，结合全民大健康发展普及的新形势，刘氏三步法以着眼治未病、防癌新理念，把家传软坚散结技法进一步传承光大。

圈疗的整体画圈，从皮肤代谢系统入手，解决皮肤温度差异，汗腺排毒，及汗液排泄的通道出路是各内脏的反射区及穴位，引经入药，直达病灶。如画圈处发痒及皮肤溃烂，是湿邪、湿毒反映出来的症状，也是内脏风、寒、湿集中区向外排放的表现。因为是集中在一个区域，所以体表就有奇痒的反映。

画圈的另一项重要功能就是净化血液，把圈液的药力通过透皮吸收，直达血液和脏腑，清血凉血，化瘀排毒，利水除湿，通过皮肤代谢功能将血液里的坏死细胞毒素类杂物，顺皮下毛细血管通道排泄。

"瘀、滞、堵"会造成身体局部寒湿和软组织炎症，局部产生过多酸性物质，使表面皮肤温度低，摸起来有寒凉的感觉。这些局部聚积的酸性物质会侵蚀神经系统，造成疼痛。调理中采用激活刺激方法，向外排寒气，是解决身体疼痛的快捷有效的方法，因为这个热传感的刺激过程是深层次向外排出垃圾湿毒的过程，也就是局部阴转阳的平衡调理过程。

采用刘氏三步法＋圈疗调理治疗肿瘤、癌症，第一步进行揉术疏松经脉、骨关节粘连的问题；第二步利用香灸的温热散寒、除湿祛风的功能，改善改变局部内环境；第三步，紧接前两步顺经脉贴膏，软坚散结，活血化瘀，便调理效果得以持续有效地加强。一个疗程后采用画圈，根据患者体质变化，个体个疗，循序渐进。

该疗法调理激活人体免疫系统及内分泌系统，促进血液循环，激发神经营养因子，改善神经系统的调节功能，调节阴阳平衡、温度平衡、酸碱度平衡，促进恢复，达到调理治疗的目的。

三

人体内气血通道受外界各种因素影响，如四季变化、空气、环境、饮食等，对体内微小的气血通道形成刺激，使其收缩，收缩之际使气血通道的积瘀滞留，因得不到循环系统的正气能量而破解，逐步形成局部堵的问题。这些微小的局部瘀堵在体内渐积渐多，就会对主要的脏器、脉络形成堵塞，由小堵到大堵，对五脏正常运行造成破坏性瘀堵，最后导致人整体循环受影响。所以说，人体一切病证都是由于阴阳不平衡造成体质变化。解湿除寒，贯通气血，平衡阴阳，方能解除病证，是我国传统中医对人整体调理治疗的基本理念。

风寒湿形成人体肌肉组织内乳酸过多堆积，其物质形态为沙粒或粘连成糊状，形成杏核状滞留皮下，这就是体内淋巴液黏性分泌物混合而成的筋结，我们把它叫作皮下层结节，其在体内运行后在骨节缝处堆集成害，造成内分泌失调。西医讲的内分泌失调，就是人体内的新陈代谢出现问题了，形成慢性病。

循环系统的问题，是由经络、肌肉、淋巴、脏腑器官等复杂的人体组织结构出问题，每一个部位、每一个环节都会对身体造成破坏性影响。刘氏三步法就是对这一现象在长期的临证中研究、总结，在辨证施治、个体个疗过程中找到规律性，针对普遍存在的规律，总结出"三步调理"体系疗法。

世间万事万物的变化都有其规律性。人的身体变化也同样，尽管个体不同，千变万化，但总有其规律性，总能找到一种解决的模式。找到这个模式自然不易，要付出很大的代价。要用各种方法来验证你是否正确，一旦这个模式成立，就通向成功的大道。三步法就是这样一个过程，遇阴补，遇阳降，平衡机体，调经脉，通气血，一通百通。

　　刘氏三步法在多年的临证实践中研究"人中的病，病中的人"，反复观察辨证施治个体个疗的核心问题，认识经脉气血在体内的重要作用，以及新陈代谢循环问题，把三种技法叠加，对特殊疾病采取配伍组合、定向、全面系统调理治疗，达标本兼治的目的。

　　三步法在施疗过程中，要求调理师技术娴熟精准，要经成千上万次的按压、揉压，依靠经验掌握不同体质平衡度，筋经脉络肌肉的变化，皮肤及皮下层微循环经脉在手下的动态、静态下细微的不同，全靠调理师以心和手拿捏把握，同时，还要全面把握三步法的相互叠加功能对经脉的影响，以及这一系列的连带关系对机体带来的变化。

　　人的健康依靠吸收有效的能量，营养过剩，机体会因热量充足而产生炎症，反之，吸收不好，能量不足，就会体质变寒。炎症和寒湿产生后，经过一段时间变化发展，成为瘀和堵，成为肿瘤的隐患。这种现象的形成，就是人体产生疾病的状态，也就是阳虚、阴虚两种不同状况。这个过程带来体表温度和体内深层温度变化，两种温度变化都会造成病证发生。

　　为什么"瘀、滞、堵"是产生病证的根源？为什么会进一步造成皮肤结节的严重后果，最终导致人出现多种疑难杂症？针对这些问题，我反复不断地分析研究，认识到，要想从根本解决问题，必须搞清楚这之间的因果关系，一步步观察验证，终于提炼出"三步法"，以刘氏圈疗的精华有机组合，使叠加效应更加显著。

刘氏三步法的特色是什么？是代表中医本质和特色的基本思维、基本理论、基本技术和基本方法，独特的医疗思维方式是核心，是精华，是特色和优势体现。一个好的方法好的经验是来之不易的，有时要经过几代人的努力，刘氏圈疗正是如此。

要说神秘也不神秘，刘氏圈疗的每一项疗法及其原理，都是在中医药普遍理论的基础上反复摸索、反复调试总结出来的。要说神奇，那就神奇在前人没有这样做过。圈疗是在继承前人"内病外治"的道路上的一种尝试，经过半个多世纪两代人耗尽心血的探索，才有了今日之圈疗三步法。它的核心机理就是通过点、按、压、揉、画圈、香灸、贴膏等手段，疏经活血，解瘀化堵、软坚散结，恢复人体免疫功能，达到阴阳平衡，让人体自愈系统发挥作用，保持人的健康。

三步法+圈疗，针对肿瘤和疑难杂症，以防癌和抗癌为主，同时对中晚期癌症患者缓解疼痛、减轻痛苦有明显效果。核心理念是：以中医药外治法辨证论治，个体个疗，重点解决人体新陈代谢循环问题，防癌于肿瘤形成之前。以"人中的病、病中的人"作为调治目标，软坚散结，活血化瘀，抗癌防癌，服务于亚健康和慢性病人群。

刘氏圈疗体系三步法

三步法抗癌：肺癌案

2017年6月的一天，一位年近花甲的男士走进刘氏圈疗调理中心。他操着浓郁的湖南口音说他一位是肺癌晚期患者，是一位在西安学过刘氏圈疗的湖南老乡介绍他来的，他知道自己的病治不好，走时给家里已经交代好，若再回不去，让家人来西安料理后事，自己来刘氏圈疗调理中心只求能减少一些痛苦。

我看他面堂紫黑，说话嘶喘，手背和颈部水肿明显，行走摇摆，站立不稳，请他坐下来慢慢讲。经过一番交谈，对他的情况有了大致的了解。

患者姓陈，61年岁，湖南邵阳市人，2011年在湖南长沙某医院检查出肺癌，之后在当地住院20多天，医生说肺癌不可能痊愈，只有靠自己慢慢调养，住院一个月就出院了。回到邵阳后吃了一段时间的中药，但肿块越长越大。2015年8月复查，医生说已到晚期，要做化疗。于是在2015年5月做了两个疗程的化疗，未见好转。之后开始注射医生推荐的进口药，每支4万块钱，20天注射一次，持续到2016年8月，发展到一个月注射两次。从2015年到2017年5月，共做了二十多次放疗和十多次化疗，前后花了120万。家里所有积蓄和向亲友借的钱都用光了，治疗也就停止了。他自己觉得已经山穷水尽只能在家等死的时候，碰到一个来西安学过刘氏圈疗的同乡介绍了刘氏圈疗的情况，就奔来了。

陈先生身患绝症已到晚期，却很坚强，乐观豁达，快人快语地说：刘医生，我的生命已经开始数天数了，出来就不敢指望还能活着回去，现在钱也没了，命也快到头了，你们治疗的任何结果我都能接受，人们都说"山重水复疑无路，柳暗花明又一村"，看咱有没有这福气。

我当天下午为陈先生制订了调理治疗方案：第一个疗程以三步法调理，然后以圈疗画圈疗法调理四至五个疗程。

陈先生面、颈部水肿，说话声音嘶哑，气促，胸腔积液，是肺癌晚期患者最常见症状。肺部肿瘤压迫上腔静脉，使颈静脉因回流不畅而怒张，当前最大的痛苦是病灶部位疼痛，呼吸吃力，进食和排泄都很困难，夜不能眠。肺癌晚期病人因癌细胞大量消耗人体物质和能量，导致肝脏和人体正常细胞无法获取足够的营养和能量，免疫力降低。本着缓解疼痛、控制癌细胞恶性发展的目的，我先施以三步法调理，通过揉、灸、贴激活身体局部肌肉神经组织，激活远端神经末梢。然后重点以圈疗解毒化瘀，脏腑同调，软坚散结。

癌症的形成是因人体内长期瘀结造成的肿瘤深层核心组织细胞部分病变，引起坏死细胞、腐烂物、浊气等垃圾毒素向外扩散，侵蚀或流传到血液里，导致细胞发生病理性恶性循环，最后危及生命。而圈疗的特点是针对肿瘤进行软坚散结，进而实现对瘀滞、肿瘤等的移离、修复、改变，最后达到控制延缓恶变的目的。刘氏三步法配伍组合使各种单项功效产生叠加，将疗法的功效进一步发挥。在圈疗第三个疗程中，画圈后出现"热团"经络传导之圈感，圈感从督俞、心俞、灵台、神道开始,向上传至肺俞、风门等系列穴位,圈疗效果愈加明显。

这一阶段的治疗持续了一个多月,陈先生的身体状况有了明显变化:手臂的胀麻感缓解,能正常屈伸手臂,手背和颈部的水肿消退,说话的嘶哑声减弱,行走稳当。最重要的是,进食和排泄有了改善,肺癌病人必须要增强营养,才能维持身体免疫力,抵抗癌恶变,这个变化突破了之前进食困难导致体内营养严重缺乏的恶性循环,为进一步调理治疗奠定了基础。

第一阶段调理治疗的成功,极大地鼓舞了陈先生,增强了他抗癌的信心,调理中心时常听到他的笑声。但他的病况不是几个疗程能解决的,需要长时间的调理。我建议他带家人来,一边照顾他一边学会三步法的基本操作,以后就可以常年在家里自医自疗,既省了钱又少了折腾,他也能恢复正常生活。陈先生高兴地采纳了这个建议,回家休整了一段时间,8月初带着妻子再次来到西安。中心安排调理师一边为陈先生调理,一边教会了他妻子揉术、香灸、贴膏、画圈的基本操作技术。9月份,他们带着药品、带着技法、带着信心离开了西安。

2017年12月13日,陈先生给中心打来电话,他在家经过近两个月的自医自疗,身体进一步好转,2017年11月30日到当地医院进行检查,血清C反应蛋白、鳞癌细胞抗原和癌胚抗原三项指标全部正常。他在电话里兴奋地说不知该怎么感谢刘氏圈疗,这真是山重水复疑无路,柳暗花明又一村！他还通过刘氏微信大讲堂向全国各地的"圈粉"讲述了自己的近况，并贴发自己现拍下的照片，很多人都见过这位抗癌明星，难以相信一个肺癌晚期的人经历了生与死的跨越，还能有这么精气神十足的神态。一时间，陈先生成了微信圈里热议的明星。

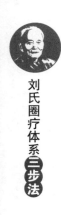

第三章　三步法流程及标准

第一节　辨证论治

一

先父曾说："治病求本，扶正祛邪，调理气血，协调阴阳，升清降浊，继而又察虚实盛衰，虚则补之，实则泄之。外治辨证须判三焦，以上、中、下三焦作为分治提纲，头至胸为上焦，胸至脐为中焦，脐至曲骨为下焦，三者皆以气为贯，上焦心肺居之，中焦脾胃居之，下焦肝肾、大小肠、膀胱居之。医上焦之病，以圈液分内外圈涂于头顶、耳部、肩、胸部、背部等要穴，余尤重于背部穴道，因为脏腑的背俞穴分布于背部。中焦之病，在患者腹部涂内外大圈，并在背部亦划内外大圈，兼治脾胃、胃俞，辅以贴膏，效果更佳。下焦之病用圈疗法部位在患者小腹、大腿骨外两侧、膝关节、后承山、内外踝、足心等。"

先父在临床中不断扩大圈疗的应用范围，在多年临床实践中，病历记载有数百种，治愈前列腺肥大证、心血管疾病、胃下垂、胃肠神经官能症、肾病综合征、半身不遂后遗症、淋巴结肿大、各类风湿关节炎、肝硬化腹水症、气管炎、骨质增生等，尤其是在治疗肿瘤方面，取得较大突破。

慢性病、疑难杂症的出现是因阴阳不平衡，局部阴寒过重及酸性物质集中过多，引起堵塞。上升到脖颈，随气血上到脑部，形成瘀结及囊肿的问题，对人构成严重破坏。这些问题首先影响五脏，其次会影响六腑，导致人体五脏六腑的功能被影响。各脏腑的连接线路不通，造成气血不通的酸、胀、痛、麻等局部疼痛问题。阴阳不平衡，气血不通，造成体质恶性变化。体质的变化加剧情志的变化，二者互为作用，身体出现气滞血瘀、肿瘤癌症，向最坏的方向发展。这个过程也从侧面证明了中医注重经络的道理，这也是破解疑难杂症的关键环节。

刘氏三步法的特点可归纳为简单的八个字："扶正助阳，从根调理。"三步法的研究思路一直围绕着经脉这条主线，对引起人体恶性循环的演变过程进行反复观察和总结。根据人体不断发生变化的生理现象，及时处理改变局部生理现象的变化，这种局部变化的表现有时疼、有时麻、有时木、有时觉得不舒服，这个阶段如果提前预防及时调治就不会产生疼痛。如果任其蔓延，就会影响到五脏六腑，就会出现明显的不适，比如大小便不通畅、失眠、头昏头疼、心悸心慌等现象。这些症状出现后，人们通常是通过服药打针改变局部、暂时症状，没有从根本上解决问题。只有进行全面的调理，顺应人体体内外环境运行的自然规律,才能恢复人体各大系统的良好状态,对于一体多病、多种慢性病患者尤其如此,只有从根本上解决问题,才能有效地控制和改善健康状况。

气为血之帅,血为气之母。调理气血循环系统能改变慢性病的生理状态,促进循环系统。随着年龄的增长,人的体质日渐虚弱,心气虚。心气虚是人体的免疫力降低、缺血缺氧的表现。因此促进人体气血运行,对各种慢性病都有调节作用。早调治早预防,增强人体的免疫力,这是人体康健的关键。

临床辨证首先要搞清楚病因与病理,病因就是导致人体产生疾病的原因,病理即疾病变化的道理。病因可分为外感和内伤,外感包括六淫,内伤包括七情、饮食、劳逸等。病理变化从疾病变化位置上,不外乎是表里出入、上下升降的变化,从疾病性质来看,又不外乎寒热进退的相互转化、正虚邪实的相互交错、气血阴阳的相互失调等。总之,各种疾病的病理变化,不外乎是邪正的消长和阴阳的变化。

在病理变化过程中,经络既可反映病变的部位,又往往是疾病转变的通道,因此,经络所反映的证候,是判断疾病所在部位的一个重要依据。

人体是一个内外统一的有机整体,四肢百骸和五脏六腑是不可分割而相互联系的。人体出现病证,不外乎气滞血瘀、阴有寒湿、阳有燥热,病邪从外而入,病邪又从内而生。内为阴,外为阳,互为因果。阴中有阳,阳中有阴,知阴见阳,知阳亦见阴,内脏疾病必现于体表,体表感病必波及内脏,治阴由阳入手，通阳便可知阴。

二

三步法临证时，特别讲究选穴施治。因病选穴、因穴施圈是圈疗的基本原则。选穴，是实现圈疗方案的前提，直接关系到圈疗的效果。选穴得当，可以出现意想不到的疗效，而选穴不准，不仅会降低药效，有时还会造成严重后果。因此，掌握三步法技法首先要善于选穴。

腧穴是脏腑经络功能在体表的特定反映点，大致分为三类：

（1）十四经腧穴。分布在经络循行的通路上，被列入十四经系统的穴位是腧穴的主要部分。

（2）经外奇穴。既有专用的穴名，又有明确的位置，因发现较晚，未被列入十四经系统。

（3）阿是穴。没有专用穴名，没有固定位置，不属于哪一经络，哪里有压痛或其他病理反映，便作为腧穴。

腧穴的功能十分强大，因为它不是一般的皮、肉、筋、骨，而是与经络的功能息息相关，通过经络的传导与调节，进而达到扶正祛邪之目的。就其普遍性而言，每一个腧穴都能治疗局部和范围大小不等邻近部位组织器官及内脏疾病，如风池穴可治疗头部疾病和眼病，中脘穴可以治疗胃病和十二指肠疾病。从腧穴的特异性来说，治疗部位和性质彼此不同，具有区别于其他腧穴主治的特殊点，如四肢部位尤其是肘、膝关节以下的腧穴，除了主治局部和邻近部位疾病之外，还能治疗远距离部位——头面、躯干和内脏疾病，如足阳明经的足三里、上巨虚等穴治疗心脏病，手太阴肺经的尺泽、太渊等穴治疗肺病等。

腧穴还有双向性的一面。在正常情况下，人的机体存在着阴阳相对的平衡状态，各自保持着相对的平衡，一旦产生失衡，病变也就由此发生。所以，不平衡时，圈疗可使之平衡。由于一个腧穴可影响多个器官，多个腧穴在治疗也有同一作用，它们既可影响生理功能，也可改善器质病变。由此可见，对于腧穴的定位，必须十分慎重。

这里，我们着重讲一下腧穴的选择。圈疗医治疾病是通过腧穴来进行的，因此，腧穴的选择和配伍，在治疗中占有重要的位置。腧穴对圈疗疾病部位具有选择性，而对同一部位发生的疾病在圈疗上没有多大的差别，均能收到疗效。常用选穴法，除了对症选穴相对地针对疾病性质外，其余是针对疾病所在的位置，常用选穴方法有以下三种：

（1）局部和临近选穴。根据每一个人腧穴都有能主治局部疾病和范围大小不等的邻近部位组织器官及内脏疾病的普遍性，当某一部位发生疾病时，就可以在发生疾病的局部或邻近部位选用腧穴治疗，一般以选用局部腧穴为主，或者局部与邻近腧穴同用。

（2）循经选穴。一般来说，根据四肢肘、膝以下的腧穴，具有能够治疗头面、躯干、内脏等远距离部位疾病的特点，因而，某一脏腑有病，即可选该经和或与之有关的其他腧穴施治。

（3）对症选穴。也叫经验选穴，凡某些全身性疾病或神经系统疾病及疑难顽症，均可针对具体症状选用一些有效的腧穴来治疗。

腧穴配伍：圈疗腧穴，既可单独使用更要讲究配伍，只有合理地进行配伍，圈疗才能充分发挥腧穴的治疗作用。一个好的圈疗师，必须在临床操作中求取最佳配穴，要掌握这样几个方面：

（1）上下配穴。这里的上下是指上肢和下肢的腧穴同时使用而作用于同一部位。如上肢的内关和下肢的公孙相配合治疗心、胸、胃部的疾病，合谷配内庭或太冲治疗头面部的疾病等。

（2）前后配穴。前指胸腹部，后指腰前背部，两个部位的腧穴配合使用以治疗内脏疾病，如胸部的膻中和背部的心俞或厥阴俞治疗心脏病，腹部的天枢配腰部的大肠俞治疗大小肠疾病等。

（3）左右配穴。大抵全身疾病和一般病在头身涉及两侧的，则左右两侧穴位常常同时使用。由于某些经络的左右交叉，所以病变虽然在肢体一侧，也可选用对侧腧穴来治疗。经络是一个整体，其气相通，所以病变在一侧面时可选用对侧腧穴。如半身不遂，除选用病侧腧穴主治外，也可选用对侧腧穴辅助治疗。

（4）表里配穴。即阴阳表里经的腧穴配合使用，如胃病选用足阳明胃经的足三里，梁丘配用足太阴脾经的商丘或公孙，肺病选用手太阴肺经的尺泽、太渊配用手阳明大肠经的合谷穴等。

（5）远近配穴。绝大多数是病在头面、躯干和内脏时，近则选用局部或邻近部位腧穴，远则循经络选用四肢，特别是肘、膝关节以下的腧穴来治疗。

腧穴圈疗：人体疾病甚为复杂，常有表里兼病，虚实互见，寒热夹杂。因此，腧穴圈疗必须根据具体情况灵活运用，既要注意选择穴位，更要注意选择部位，要掌握这样三条规律：

一是从疾病的根源来说，许多后天病都是通过呼吸道病从口入，因此，选穴治病时必须在重点部位防病，对颈部区域腧穴实施全面圈疗。

二是从疾病的性质来说，凡属疑难病症，圈疗必须在首选脏腑部位腧穴的同时，选配八会穴：脏会——章门；腑会——中脘；气会——膻中；血会——膈俞。凡是脏腑都有背俞穴和募穴。募穴是脏腑经络之气汇集于胸腹部的腧穴，属阴。背俞穴分布于背部属阳。因此，凡属脏腑顽症，必须同时圈疗背俞穴与募穴，即背部与腹部同时治疗；凡属专科疾病，必须以圈疗原穴为主，并有选择地圈疗络穴，原穴是脏腑经络之气经过和留止的腧穴；凡属类风湿、骨患等杂病，在圈疗主穴的同时，结合圈疗阿是穴，哪里有痛点，就在哪里圈疗。

三是从疾病部位来说，凡属头部病，围绕百会穴，同时圈疗风池、神庭、风府、通天等穴；凡四肢病，圈疗大椎、曲池、阳池、环跳等穴；凡属上焦病，圈疗膻中、膈俞等穴；凡属中焦病，圈疗中脘、脾俞等穴；凡属下焦病，圈疗气海、三焦俞等穴；凡属妇科病，圈疗关元、气海等穴；凡属全身性疾病，圈疗神阙、膻中、天突、大椎、命门等穴。

三

提高人体整体免疫力，是刘氏三步法的核心功能，是治疗局部病证的主要手段。有很多长期慢性病，心血管系统疾病、免疫系统疾病、心脏病、糖尿病、高血压、淋巴系统疾病等，只要正确运用刘氏三步法调理治疗，可起到内外双修、五脏同调的效果，通过热能药性改变微小细胞分子结构，达到阴阳平衡，达到有效增强人体免疫力的作用。

标本兼治，平衡阴阳。传统中医学是运用阴阳对立的属性来说明人体上下内外各部分的组织机构。正常情况下，功能（阳）与器官（阴）保持着对立统一的协调关系，若阴阳不能相互为用而分离，人的生命也就停止了。"阳平阴秘，精神乃治，阴阳离决，精神乃绝。"因此，人体在生理活动过程中，器官与功能之间必然保持着相对的动态平衡。如果阴阳在消长过程中不能保持相对的动态平衡，就会产生阴阳的偏盛偏衰，从生理状态向病理转化。

刘氏三步法调理治疗慢性病、疑难杂症就是从气血入手，达到气血通畅、阴阳平衡。

五脏失调容易导致人体内体质营养不足，营养不足造成经络、筋脉、肌肉骨骼分离出黏性、活性物质，进而造成退行性变化，形成骨、筋、肌肉脱离现象，使五脏之间的经络系统、细胞组织受到损伤，最后形成病证。这是退行性体质变化过程，说明了五脏之间的协调合作是十分重要的，一旦失调，便会互相影响，互相牵制，形成恶性循环。

针对这种情况，刘氏圈疗突破常规治疗理念，对体质变化规律及影响体内系统变化问题进行深入研究、深度分析，区别对待，辨证辨病，个体个疗，加以归类区别处理，创造性地总结出刘氏三步法，配伍组合调理治疗，通过揉术疏松、梅花香灸和贴膏及三步法+画圈等技法，靶向一致，以兵团作战的强力功效将体内的风寒热湿形成的瘀滞、筋结化解，通过热敏感效应从里向外将病毒拔出、排出体外。并归纳整合出标准规范的外治法体系，制定了体系的临证、临床技术操作流程及实用型推广普及方法。

在治疗慢性病的实践中，常遇到一种风湿热产生的病证，由风湿热导致风心病复发，侵害免疫系统、关节、心脏，导致心脏瓣膜受损、免疫系统出问题、心包积液、心瓣膜受损病变、皮肤病变。这种病证常常在关节躯干内侧有红点、红斑，无痛痒感。皮下结节和心脏有关联，风湿结节常常在各大结节处分别出现发热以至肚子疼、情绪不稳等一些很特殊的病理反应。进一步发展，则可能引起风湿性肺炎、腹膜炎、风湿性肾炎、脑部脑组织供血不足等症状。

刘氏三步法是把三种疗法配伍组合，依靠相互之间的功效互补产生作用，全面调理，整体改善，气血经络五脏同治，改变细胞根源，清除自由基，全面改善体内环境、细胞组织结构，促进气血循环、体内各系统之间的正常运行，进一步推动新陈代谢的良性循环，恢复各方面功能。

通过透皮吸收，软坚散结，激活体内细胞组织，清除自由基，增强新陈代谢，通过经络促进五脏互相联通时气血运行，对人的免疫系统、淋巴系统、神经系统起到改善作用，减少疾病对人的折磨。这就是刘氏三步法内病外治，整体对经络、脏腑系统调理，治未病、慢性病，在传统调理治疗基础上传承创新的中医药外治体系模式。

人体内形成病证的过程是由寒湿转化为"痰"，由痰转变成结节肿瘤、癌的过程，这一切都是气血不通缺氧造成的。影响气血、经络、筋脉传导系统的阻碍因素，有肿瘤、沙粒状结节及形成的枣核形、圆球形聚结物，这些物质在身体表层骨肉之间板结形成块状物，产生病证，只要及时调理，按压揉开，最后散结融化就能解除疼痛。人体脑后颈椎、肩部皮下层肌肉表层板结时，用手拍能感觉到板块状，僵硬，如果人体表出现这些状态要引起重视，这种阻碍物长期存在会形成病态。到四十岁以后，会出现恶性循环，影响到五脏之间的正常关联，影响气血平衡，阴阳失调，病证加剧。

肩颈、腰腿疼痛调治不当，带来的后遗症对人体的影响是很严重的。采取何种方法调治？什么方法最为有效？首先要找到形成这些病证的成因，根据因果关系，寻找正确的处理方法。这种疼痛大多是风、寒、湿邪所造成的内关节处粘连及局部肌肉、筋腱板结，影响气血经络通道而产生的痹阻瘀滞长期形成的病证所产生。所以在调治时要从根源着手，加大调治力度，达到标本兼治、除病解疼之目的。

日常生活中，常常有这样一种现象：下肢溃疡总是久治不愈，似乎比其他部位难以恢复，这是为什么呢？主要原因：下肢静脉血管为了保证静脉血液回流，都有静脉瓣膜单向开动门，仅允许静脉血向心脏回流，不能倒流。由于长期站立、弯曲、不活动等现象造成的静脉压力高，静脉压逐渐破坏静脉腔内的瓣膜组织，造成血液倒流，致使下肢压力升高，血管扩张屈曲，血管壁渗出血液一些成分，引起皮下无菌性炎症，导致皮肤增厚、湿疹、色素沉着，继而发生瘀血性溃疡，静脉瓣膜逐渐受到损害，单向开动门变成了双向开动门，临床上静脉功能不全的症状就显现出来。

静脉回流一方面靠动脉、气血的压力，然后靠静脉回流压力、一呼一吸的收缩张力作用，归根还是肺主气作用，脾胃产生的运化功能动力不足，就不能维持这种运行。当然，这种情况是由多种因素造成，要根据每个人的病理病机认真分析。

刘氏三步法组合疗法是利用香灸、药膏等家传中药制剂，加上独有的按摩揉捏手法、标准规范的操作技术，激活身体局部细胞功能，恢复正常的新陈代谢，将体内毒素通过排泄、皮肤代谢排出体外。这是一种全面从内脏、肌肉、皮肤等细胞进行气血经脉等系统通路的调理，当人体各脏器功能恢复正常，干细胞代谢正常以后，就能得到全面恢复。

四

在日常生活中，我们的身体内外都会接触到有毒物质，从而使我们体内堆积了许多毒素，比如食品污染、空气污染、环境污染等因素，使得各种疾病的阴影笼罩着我们。而这些，还远远不是毒素来源的全部。还有一大部分是人体自产的垃圾毒素，这又是些什么东西呢？是人体内沉淀的油脂、汗液、坏死的细胞、钠盐、高浓度钙等各种物质，从皮肤及脏腑运行中代谢不出，在体内堆积，形成结节，长期滞留成为毒素。

说来危言耸听，其实，我们的身体里就有一套完善的、动态的排毒系统，用各种方式排出毒素，如皮肤排毒、肝脏排毒等，足以排除体内毒素，保证人体各大系统正常运行。但是这些排毒系统为什么会失职？毒素排泄不出体外的根本原因是什么？

首先，人体排毒器官是包裹全身的皮肤。当皮肤无弹性、营养不良、脂肪损伤、微循环受到破坏，代谢的功能就要出问题了，这是大部分疾病产生的根源。

调理疑难杂症从观察皮肤着手，皮肤干燥、瘙痒，都是营养不良所致，要通过整体调理对全身皮肤系统进行维护、改善。

其次，五脏的排毒功能受损伤也是疾病产生的根源。小腹是最低最阴暗处，是堆积藏匿毒素的地方，所以清理排出小腹毒素极为重要。如果小腹表面颜色灰暗就证明体内湿气重，毒素排泄已经发生困难了。

刘氏梅花香灸是对全身进行调理，调理经脉、五脏、气血，解除瘀阻，保持经脉、气血通畅，二便通畅，恢复精气神，恢复体质。皮肤滋润、光滑、有光泽、弹性足，是健康的基本特征。

香灸温养脾胃、肝、肾、心脏的相关穴位，激发各脏腑经气，激活周围细胞组织，起到软坚散结、加强体内津液、软组织的蠕动，使体内软组织、津液濡养各关节、脏腑。灸热的渗透力，高温如达到45℃～55℃之间，就能起到消散局部坏组织细胞、促进体质良性转化的作用，攻克毒素堡垒，同时，激活氧化散解体内自由基，消除疾病的生存条件，人体就能恢复到正常状态。

香灸火热力和人体结合产生的热能，与人体穴位相对应，软坚散结，打通穴位的瘀阻粘连，促进气血循环，经香灸通经活络，温热散寒，由表及里，再由里散表，驱走风寒，驱散湿邪气的瘀结造成的不适和梗死。顺经络而行，打通经络，促进畅通，理气排毒。

解堵点，通经脉，和气血，治百病。点按压揉痛点，通经脉，散瘀堵，按揉经脉走向，打通气血，理顺经脉微循环，调动整体气血与局部气血通路的交汇。香灸温度在40℃以上可分解脂溶性物质，45℃以上可解瘀、散结、化滞、软坚，杀死有毒细胞。

人体淋巴、神经、五脏等系统的连锁反应是一种规律性的变化，掌握了这些运行规律，了解各系统的损伤和破坏过程，根据这些规律和系统的问题，找到修复、改善病证的方法，进行有序的修正，掌握规范的技术操作流程，才能达到对病证的调理治疗。

刘氏三步调理疗法是在长期实践过程中研究总结出来的，成千上万的成功案例和疗效证明了这是调理治疗慢性病、调理亚健康的中医药外治好方法。但是怎样让广大群众知晓并认可，仅靠患者口口相传是不够的。中医需要对外治法进行更深入的研究总结和宣传，让大家知道中医治病的原理是什么，人体结构以及穴位之间的关系是什么。有病了，吃药打针谁都懂，而能有多少人能懂得经络、筋脉、肌肉、骨骼、津液等对人体的影响和作用？这就需要我们中医工作者不仅要提升医术、医道，还要让人知晓，让人明白外治法的道理。

比如高血压，是一种很普遍的疾病，是很多慢性病的根源，其原因是气血运行出现了问题。梅花香灸系列组合疗法是温经通络、通气行血，改变、改善病理病证的全面治疗。吃药的针对性强，能快速起到缓解作用，但身体上的根本问题没有得到改善和解除。

治疗高血压要改变血脂、使血液畅通，而要想达到这两项，首先要解决体内的寒湿瘀阻凝滞，只有先处理解决病证产生的根源，才能解决高血压的病根。组合疗法从"人活一口气"开始，从体内的肺脏开始，因为这是心脏供血系统的动力站。

所以我们外治配伍疗法首先是从脏腑整体方面考虑，进行有效调理治疗，调理结果最后一定要对主动脉、静脉两大血管运行流畅起到有益的作用。配伍组合外治法是从微循环影响主静动脉血管通畅，这就是循行调理过程，这样往复进行调理才能使患者体质产生根本性的改变。

人体骨关节缝隙处，是人体瘀堵产生热证的根源。为什么内关节处容易瘀堵？是淋巴黏液停留在此造成滞留素的堆积，产生炎症，引起发热高烧不断。淋巴液如果停留在局部初发期疼痛区域，在周围骨关节处瘀堵，形成突发性高强度刺激伤害，会造成剧烈疼痛。用梅花香灸加贴膏将这些骨缝处的堆积淋巴黏液清除散结，能及时解除病证，达到事半功倍的效果。

慢性病调理：先调督脉，再调任脉，再按顺序用头部揉术法，最后再按压揉百会穴，面部的整体调理揉术法是疏松、疏通的重要步骤。

贴药膏的治疗养生效果，主要是起到对身体表层的软坚散结。因为皮肤表层容易板结、损伤，皮肤的双向透气功能还有皮肤表层容易被代谢产物堵塞造成毒素堆积，贴膏能够近距离给药调治，起到加速双向换气的清道夫功能，阻止毒素侵害皮肤表层，所以刘氏药膏软坚散结、活血化瘀的功效特别明显。

良工不废他法，无论是西医还是中医，对于人体的奥秘所知还是有限的，从医者必须时刻保持冷静、清醒的头脑。刘氏圈疗体系已经历半个多世纪的检验，以其显著的功效及简单易行的操作方法，得到社会大众的认可。但我们现在依然在作补充、总结、汇集、整理，不断完善刘氏三步法系列外治法，把这样一种特有的外治技能组合汇编成教材，便于推广、传授。把复杂的难题简单化、透明化，让更多的人掌握，更好地服务于社会，让天下人受益，成为我们社会治未病、养生保健的重要推广项目。

三步法术后调理案：卵巢透明细胞癌术后调理

2017年11月20日，王先生携妻巫某从凉山来到西安，因卵巢透明细胞癌术后复发求治。

54岁的王先生是一名中医副主任医师，行医多年，在当地口碑颇好。但医不自治，给别人看了多年的病，但遇到家人生病的时候，王先生却苦无良方。两年半前，妻子做了卵巢透明细胞癌手术，住院、检查、做手术、化疗，折腾了近两年时间，半年前又复发了。一向体健的妻子突然垮了，生活被阴霾笼罩，身为医生的王先生倍受煎熬。

而他们之所以不远千里来到西安刘氏圈疗中心，竟然是因为王先生在图书馆看到了拙著。

王先生告诉我：作为医生，他每当治病过程中遇到问题时，习惯到书店查阅资料，在书店无意中看到刘氏圈疗的《中医药外治探秘》一书时，翻看了几页就搁不下了，当即买下这本书回家连夜通读，对刘氏圈疗在中医药外治方面的探索和创新技法非常感兴趣，决定带妻子赴西安寻找刘氏圈疗求治。他通过出版社责任编辑的电话找到刘氏圈疗中心联系方式，辗转从凉山飞到昆明又转机到西安。

介绍了妻子的病情后，王先生对我说，他不仅希望妻子在刘氏圈疗调理中心得到医治，也希望自己多年的颈椎和脾胃不适得到改善，还希望学到刘氏三步法的技法，因为他在读这本书时就十分认同刘氏三步法的调理思想。因而，他迫切希望体验一下刘氏三步法的疗法，还想把该疗法引进他所在的医院和地区。

我答应了王先生的要求，并当即开始为他们调理治疗。在调理过程中，我有意为王先生介绍三步法的核心思想，即圈疗特有的病理认识是着眼人体"瘀、滞、堵"，调理重点则是通经络、活气血、做平衡。只有保持经络气血运行的畅通，才能维持体质平衡。所以我们的疗法主要从经络与气血的调治入手，激发人体的自愈自治能力，这是三分治七分养的核心理念。

检查中发现，王先生妻子的身体素质原本较好，但由于化疗药物的影响，导致气血郁滞、阴毒旺盛、气血虚衰。其四肢有明显的纹理与颜色改变，下肢肢端麻木感明显，腹部手术区域肌肉僵硬，双侧腹股沟淋巴结有筋结与局部隆起。经过辨证，我制定了调节阴阳、改善症状的全身调理方案，以三步法温阳扶正、活血化瘀、缓解疼痛。香灸以背部的督脉和下肢的调理为主，配合腹部局部。为了保持疗效，香灸后又进行了背、腰、臀及前胸、脾胃相应部位、下腹及下肢的药膏贴敷。

次日晨，王先生妻子说："调理后一直僵硬紧绷的腹部肌肉感觉松弛了，腹股沟压痛减轻，睡眠转好，全身舒坦，脚部麻感减轻。总的来说，感觉挺好。"

因为他们夫妻二人都还有工作要做，在西安只能停留四天时间。于是，我改为上下午为他们各调理1次。

经过第三天和第四天的调治，王先生夫妇的反馈也越来越好：王先生妻子的腹肌越来越柔软，腹股沟的筋结消失，局部隆起逐渐变平，睡眠食欲好，盗汗现象消失，全身自我感觉轻松舒适；王先生则自觉食欲睡眠好，脾胃感觉很舒服，颈部僵硬明显改善。

23日下午，做完最后一次调治后，我给王先生夫妇传授了刘氏抻筋拔骨操，叮嘱他们每天坚持做。王先生夫妇对治疗效果十分满意，对初步掌握的刘氏三步调理技法更是如获至宝，带着抵抗疾病的信心和梅花香等制剂返回家乡。

调治心得：王先生千里求医的精神使我十分感动，他是中医同行，又是一个副主任医师，有着丰富的实践经验，他不远千里来到刘氏圈疗调理中心，不仅体现了他对刘氏圈疗的信任，也体现了他对中医外治的思考和探索。随着他们的传播，刘氏三步法将为四川凉山的人们带去健康的福音，随着广大中医人的努力，刘氏三步法将为社会大健康事业做出更大的贡献。

多年来，我一直用工匠精神要求自己，把刘氏圈疗技法做精做好，传承光大，刘氏圈疗想要不断地传承与发展，就不能故步自封。作为中医传承人，应该将家传绝技贡献出来，让更多的人传播、推广与使用，刘氏圈疗才有更大的社会意义，才能走得更远！

第二节 刘氏揉术技术标准

一、作用机理

结合传统中医推拿按摩机理的现代研究，刘氏揉术是在传统中医推拿按摩的基础上发展而来的，在作用机理方面有一定的共性。下面是对其作用机理的简单介绍。

（一）活血化瘀

瘀血是因血行失度而使机体某一局部的血液凝聚而形成一种病理产物，而这一产物在机体内又会成为某些疾病的致病因素。推拿按摩可以改善血液流变，通过手法作用于体表和深部肌肉，促进血液流动，改善血液流变。其主要作用机理有：

1. 通过手法的直接作用，可以松弛血管的平滑肌，扩大管径。

2. 通过使用手法，一方面降低了交感神经的兴奋性；另一方面促进小动脉管径扩张，从而降低血流阻力。

3. 手法对躯体外表的压力和手法操作时产生的摩擦力，可大量地消耗和去除血管壁上的脂类物质，从而对恢复血管壁的弹性、改善管道的通畅性、降低血流阻力起到良好的作用。

4. 改善心脏功能：心脏有节律的搏动是形成血液循环的主要因素，心脏每搏输出量是衡量循环功能的主要指标。通过适当部位的揉术手法，可以改善患者的心功能，提高心肌的氧供。

5. 增加毛细血管开放量：在安静情况下，平均仅有8%～16%的毛细血管是开放的。局部揉术可以使毛细血管的开放量增加。

（二）舒经通络

肌肉的粘连与结节均属于软组织疾病的范畴，其中肌肉粘连是由于长时间不活动，导致皮肤与肌肉粘在一起，活动时肌肉带动皮肤导致疼痛及活动不灵活；肌肉结节则是出现在真皮或皮下组织的圆形或椭圆形的局限性坚实团块，初起时皮下结节仅可触摸，随着结节增大，较大或表浅者可隆起（高出皮面），较小或较深者则不隆起，可自米粒至胡桃大，可吸收或破溃形成溃疡，愈后留有疤痕，常见于表面或肌肉里面。肌肉的粘连、结节、紧张甚至痉挛、经络不通、局部麻木不仁、疼痛是推拿常见的适用症状。

推拿可通过运动关节类手法拉长受损的肌肉，从而消除肌紧张、痉挛。手法使局部组织温度升高，亦可使肌紧张、痉挛得到缓解。推拿还可起到镇静、镇痛作用，达到舒筋通络的作用。

炎性介质的刺激是引起疼痛的主要因素。由于多种原因引起的炎症反应，在病灶周围产生大量的炎症介质，如缓激肽、5-羟色胺、前列腺素、血小板激活因子、P物质等，这些炎性介质也是强烈的致痛物质，推拿手法的局部操作加快了炎性介质与酶的接触，从而使之受到破坏，局部浓度降低而达到止痛作用。

（三）理筋整复

推拿可以通过手法直接力的作用进行理筋整复，使各种组织各守其位，经络关节通顺。揉术对于急性筋伤（即筋在结构、位置、性质方面的异常）和慢性筋伤（即粘连所致的筋性改变）均有较好的调理效果。通过推拿，可以行气活血，促进血液循环，从而达到散瘀消肿的目的。

（四）对皮肤的作用

1. 产生组织胺或类组织胺的物质，改善皮肤血供及营养。

2. 增强皮肤代谢；改善皮肤呼吸、分泌；促进皮肤衰老细胞脱落。

3. 升高局部皮温 0.5℃~1.5℃。

4. 刺激皮肤中的神经末梢产生镇痛和调整内脏功能作用。

（五）对肌肉的作用

1. 能使肌肉中闭塞的毛细血管开放，增强肌肉血供，提高肌肉工作能力。

2. 增强肌群血供，且血糖含量增高，促进损伤修复。

3. 能迅速有效的消除肌肉疲劳（与单纯休息比较）。

4. 能预防和治疗失用肌萎缩。

（六）对关节的作用

1. 温热感强的手法能使关节局部皮温升高，改善关节血循。

2. 增强韧带、肌腱的弹性。

3. 促进关节滑液分泌。

4. 消除关节囊的挛缩和肿胀。

（七）对循环系统的作用

1. 扩张毛细血管，增强静脉、淋巴回流。

2. 能改善血管张力，促进血液循环。

3. 降低血压 5~10mmHg。

4. 减慢脉搏。

（八）对神经系统的作用

1. 调整兴奋与抑制的相对平衡。

2. 通过节段反射调节内脏功能。

3. 调节自主神经功能。

（九）其他作用

1. 增强消化腺分泌，改善消化功能。
2. 机体氧耗增加。
3. 尿量排泄增加。

二、刘氏揉术内涵与特色

揉术是由刘氏圈疗传承人刘应凯先生在传统推拿按摩、经络调理和家传特色技法的基础上自创的一种身体放松方法。以点、按、揉、提、拿为基本手法，疏松肌肉和筋膜的粘连，疏通经络，快速恢复人体气血供给，放松筋肉，迅速缓解局部疼痛，使行动障碍的肢体恢复。

我在临证实践中发现，按、压、揉人的肢体远端时产生的剧烈性刺痛感，是身体对自身生理状况和经脉系统变化发出的预警信号。通过对肢体远端的预防性调理，是对病证进行早期干预、降低各种意外和风险、延缓身体衰老的重要方法。

与传统中医推拿按摩相比较，刘氏揉术以传统经络穴位为基准，在穴位周围通过点按寻找痛点、结节等点位。通过在相应点位运用点、按、压、揉、提、拿等手法，起到局部或全身的疏松疏通作用。全身揉术，除了疏松疏通的作用，更重要的是根据调理师的手感和被调理者的反馈，找到疾病症状的关键点，完成了一次全身的触诊，为后续的香灸找到施灸点。因此,揉术既有调理作用,更具有诊断意义,是刘氏圈疗三步调理法的基础方法。

三、操作前准备

(一) 被调理者健康状况的初步判断

1. 望诊:观察被调理者的形态、步态、精神状态、面色,对其基本健康状况做出初步判断。

2. 问诊:通过询问,了解疾病史和症状,排除揉术禁忌证。

(二) 环境与设备

1. 环境应整洁、干净、安静、光线柔和。有条件者,可播放舒缓的音乐,注意音量的大小应适度。

2. 室内温湿度要适宜。

3. 理疗床、一次性床单。

4. 室内应按相应要求进行消毒。

(三) 调理师的准备

1. 指甲修剪:双手指甲应修剪至最短,以防止做某些手法时由于指甲过长而增加被调理者的疼痛感,或掐破其皮肤;指甲边缘应保持光滑,以防止划伤被调理者皮肤。

2. 双手清洁:每次操作前,双手应清洗并消毒,以防止交叉感染。

3. 手的温度:手应温热,不应给被调理者带来不适感。

可采用快速对搓双手的方法使双手温热。

4. 衣着：调理师衣着应宽松、整洁。

（四）被调理者隐私的保护

1. 理疗床之间有隔断，保证每个被调理者有独立的空间进行诊疗。

2. 若男性调理师为女性被调理者提供服务，应有女性工作人员在场或定期巡视。

3. 若有带教或学员实习，应征得被调理者同意。

四、基本手法

（一）点

用手指指腹（大拇指或其他手指并拢），在点位周围按、压、揉，寻找痛点、结节或皮下有沙粒感的点。

（二）按

揉的时候应按住点位，揉的过程中不能脱离点位。

（三）压

揉的时候应用适宜的力度压住点位，力度不能过轻或过重。过轻则起不到疏松效果，过重则容易造成局部损伤。

（四）揉

用手指指腹以适宜的力度按压住点位，均匀用力，由单一方向环转揉动。转一圈称揉一次。

操作要领：

1. 找准点位后，要按压住，使力度深入肌肉层，不能仅停留在皮肤、脂肪层；力度应根据具体位置、被调理者的反应有轻重变化，由轻到重，由重到轻。需要经过长期反复的练习才可掌握。

2. 揉的范围不宜过大，应紧紧围绕点位。

3. 应均匀用力，不应时快时慢。

（五）提

拇指和其他手指指关节略弯曲呈爪状，拇指和其他手指指腹相对用力，抓捏受术部位，按压揉受术部位 3~5 次，捏起后不回送。

操作要领：

1. 腕关节要放松，动作灵活而轻巧。

2. 手指略弯曲，主要以指腹发力。

3. 向上提起时，仅手指发力上提，手腕不能位移。

（六）拿

提法后的连贯动作。受术部位提起后，双手保持抓状不动，双臂迅速向上发力。

操作要领：

1. 双手保持之前提的姿势，不放松也不加大力度。

2. 垂直于受术部位向上发力。

3. 不能直接用手接触受术部位皮肤，以防擦伤皮肤。

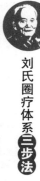

五、手法的基本要求

（一）持久

持久，是指在操作过程中，能够严格地按照规定的技术要求和操作规范持续地运用手法，在足够的时间内保持动作和力量的连贯性，不间断、不变形、力道均匀，以保证手法对人体的刺激能够积累到临界点，以起到调整脏腑功能、改变病理状态的作用。

（二）有力

有力，即有力量。这种力量不可以是蛮力和暴力，而是一种含有技巧的力量。

（三）均匀

均匀，即均衡度，是指手法操作时，其动作幅度、频率和手法压力等，都必须保持相对一致，幅度不可忽大忽小，频率不可忽快忽慢，用力不可忽轻忽重，应使手法操作既平稳而又有节奏。

（四）柔和

柔和，是指手法操作时，动作平稳缓和，手法变换时自然、协调，轻而不浮，重而不滞。柔和并不是柔弱无力，而是刚中带柔、柔中带刚，不可生硬粗暴，增加被调理者的痛苦。正如《医宗金鉴·正骨心法要旨》"手法总论"所说："法之所施，使患者不知其苦，方称为手法也"。

(五）深透

深透，是指手法具备了持久、有力、均匀、柔和这四项要求后，形成了一种渗透力。这种渗透力，可透皮入内，直接深达手法刺激体表的深层组织和内脏器官，或间接地通过各种途径使手法的生物效应到达目标脏腑器官，起到调整脏腑虚实的作用。深透，主要是指力的深透，但也同时包括了热的深透。

上述基本要求，正是我们常说的"手感"。这需要在实践过程中反复练习，仔细体会，才能领悟其中的精髓。对这些基本要求的领悟和掌握程度，正是揉术技法水平高低的体现。真正高水平的调理师，能够熟练地掌握这些基本手法并总结出自己的经验心得，才能在操作过程中，既有良好的调理效果，又很好地保护调理师自身，同时还让被调理者感觉非常舒服。这就是揉术技法不断追求的境界。

六、头面部揉术

被调理者体位：坐位或仰卧位。

（一）揉承浆

【定位】在面部，当颏唇沟的正中凹陷处。（简便取穴：正坐仰头位，微张口，可见颏唇沟较明显，下唇下方正中之凹陷即是本穴。）

【操作方法】以拇指指尖按压揉，揉至口中产生津液即可。

【注意事项】

1. 该位置肌肉较薄，皮肤较为敏感，应注意力度。

2. 施术时可垫较薄的按摩巾或纸巾。

（二）揉颧髎

【定位】在面部，当目外眦直下，颧骨下缘凹陷处。

【操作方法】以拇指或中指指腹按压揉，1分钟。

（三）揉迎香

【定位】在鼻翼外缘中点旁开约0.5寸，当鼻唇沟中。

【操作方法】以拇指或中指指腹按压揉，1分钟。

（四）揉睛明

【定位】位于目内眦外，在鼻梁两侧距内眼角半分处。

【操作方法】拇指与食指指尖按压揉，0.5~1分钟。

【注意事项】

1. 该位置肌肉较薄，皮肤较为敏感，应注意力度；

2. 施术时可垫较薄的按摩巾或纸巾。

（五）印堂推太阳

【定位】

印堂：在额部，当两眉头的中间。

太阳：在颞部，当眉梢与目外眦之间，向后约1横指的凹陷处。

【操作方法】双手拇指重叠，以指腹按压揉印堂，沿眉骨分别推向两侧太阳穴；3~5次。

【注意事项】推至太阳穴时手法宜轻。

（六）印堂推百会

【定位】

印堂：在额部，当两眉头的中间。

百会：后发际正中直上 7 寸处，或当头部正中线与两耳尖连线的交点处。

【操作方法】双手拇指重叠，自印堂沿督脉推至百会，按压揉百会，3~5 次。

【注意事项】

1. 推时应力度适中，以防拉扯发根带来不适感。
2. 揉百会手法宜轻。

（七）提拿头顶

【定位】百会：后发际正中直上 7 寸处，或当头部正中线与两耳尖连线的交点处。

【操作方法】双手拇指按压头顶百会穴，其余四指自然向下（呈爪状）抓住头皮，并按压揉头皮后向头顶方向提拿；3~5次。

【注意事项】顺头顶方向竖直提拿。

（八）揉风池、风府

【定位】

风池：胸锁乳突肌与斜方肌上端之间的凹陷中，平风府穴。（简便取穴：俯伏坐位，以拇食两指从枕骨粗隆两侧向下推按，当至枕骨下缘凹陷处与乳突之间，即斜方肌与胸锁乳突肌之间，用力按有酸胀麻感处即是本穴。）

风府：颈部，当后发际正中直上1寸。（简便取穴：坐位，头伏案，后发际中央直上一横指处即是本穴。）

【操作方法】

风池：以拇指或中指指腹按压揉，1分钟。

风府：以拇指或中指指腹按压揉，1分钟。

七、上肢揉术

肩、臂、手部应先右侧后左侧（被调理者的方位）。下列步骤应一侧做完后方做另一侧。

（一）揉至阳

【体位】俯卧位。

【定位】后正中线上，第7胸椎棘突下凹陷中。（简便取穴：俯卧垂臂，平两肩胛骨的下端水平线的脊椎为第七胸椎，其棘突下凹陷处即是本穴。）

【操作方法】以拇指指腹或小鱼际按压揉，揉至微微出汗。

（二）揉肺俞

【体位】俯卧位。

【定位】第3胸椎棘突下，旁开1.5寸。[简便取穴：由大椎穴往下推三个椎骨即为第三胸椎，由此椎棘突下双侧旁开两横指（食、中指）处即是本穴。]

【操作方法】以双手拇指指腹同时按压揉双侧肺俞，1

分钟。

(三) 揉大椎

【体位】俯卧位、坐位。

【定位】后正中线上,第 7 颈椎棘突下凹陷中。[简便取穴:坐位低头,项后上背部脊柱最上方突起之椎骨(第七颈椎),其下缘凹陷处即是本穴。]

【操作方法】坐位,以拇指指腹按压揉;俯卧位,以小鱼际压揉;揉至微微出汗。

(四) 提拿肩井

【体位】仰卧位、坐位。

【定位】肩上,大椎穴与肩峰连线的中点。

【操作方法】以双手拇指布指于肩井,其余手指自然布指于肩背侧,同时以指腹按压揉 3~5 次,提拿肩井部肌肉。

【注意事项】揉与提拿为一套连贯动作,共做 3~5 次。

(五) 按云门,摇手臂

【体位】仰卧位。

【定位】云门:胸前臂外上方,肩胛骨喙突上方,锁骨下窝凹陷处,距前正中线 6 寸。(简便取穴:两手叉腰直立,胸部上部锁骨外侧端下缘的三角形凹窝正中处即是本穴。)

【操作方法】

1. 以拇指或其他四指指腹揉云门 1 分钟。

2. 一手拇指或其余四指按住云门,另一手握住被调理者手腕,带动整条手臂以肩关节为中心环转(先顺时针环转 3~5 圈,再逆时针 3~5 圈)。

【注意事项】

1. 环转速度缓慢均匀为宜。

2. 操作幅度以耐受为限。

(六)摇肘

【体位】仰卧位、坐位。

【操作方法】被调理者曲肘,调理师以一手掌心对准被调理者肘尖抓住肘部,另一手握住被调理者手腕,带动小臂以肘部关节为中心做环转(先顺时针环转 3~5 圈,再逆时针 3~5 圈)。

【注意事项】

1. 环转速度缓慢均匀为宜。

2. 操作幅度以耐受为限。

(七)揉曲池

【体位】仰卧位、坐位。

【定位】屈肘成直角,在肘横纹外侧端与肱骨外上髁连线中点。(简便取穴:仰掌屈肘成 45°角,肘关节桡侧,肘横纹头即是本穴。)

【操作方法】按压揉曲池部位肌肉粘连处,1 分钟。

(八)摇腕揉手

【体位】仰卧位、坐位。

【操作方法】

1. 一手扶住被调理者手腕下方，另一手拇指和食指依次捏住被调理者手指指端，带动整个手以腕关节为中心做环转（先顺时针环转 3~5 圈，再逆时针 3~5 圈）。

2. 以拇指指尖按压揉被调理者手背指关节处。

3. 以食指指尖揉捋被调理者指腹。

【注意事项】

1. 摇腕环转速度缓慢均匀为宜，操作幅度以耐受为限。

2. 揉手背指关节时疼痛感会逐渐增加，至痛感最大耐受为限。

3. 揉捋指腹时会有较强痛感，至痛感最大耐受为限。

4. 捋指腹应仔细体会其中的沙粒感。

八、腹部揉术

【体位】仰卧位。

【操作方法】

1. 双手重叠，左手在上，右手在下，以右手掌心对准肚脐，顺时针按揉，3~5 次。

2. 让被调理者做深呼吸（腹式呼吸：吸气时鼓肚子，吐气时收肚子），在其吐气时，适当用力缓缓下压腹部，至气将吐完时，突然将手向上弹起。

【注意事项】

1. 上述操作为一套连贯动作，共做 3~5 次。

2. 注意观察和询问被调理者的身体反应。

九、下肢揉术

臀部以下部位施术时，先右侧后左侧（被调理者方位），一侧做完后方换另一侧。

（一）揉环跳

【体位】俯卧位。

【定位】侧卧屈股，当股骨大转子高点与骶管裂孔连线的外1/3与内2/3交点处。（简便取穴：侧卧位，上腿膝关节弯曲，下腿伸直，以拇指关节横纹，按在大转子头上，拇指指向脊柱，当拇指尖所指处即是本穴。）

【操作方法】以大鱼际或四指并拢揉双侧环跳，各1分钟。

（二）揉风市

【体位】俯卧位、侧卧位。

【定位】大腿外侧正中，腘横纹上7寸。（简便取穴：直立垂手时，中指尖下即是本穴。）

【操作方法】以拇指指腹按压揉风市，0.5~1分钟。

（三）揉委中、承山、三阴交

【体位】仰卧位。

【定位】

委中：腘横纹中点，当股二头肌腱与半腱肌肌腱的中间。（简便取穴：俯卧，微屈膝，腘横纹正中央，两筋之间即是本穴。)

承山：腓肠肌两肌腹之间凹陷的顶端处，约在委中与昆仑之间中点。(简便取穴：腘横纹中央至外踝尖平齐处连线的中点即是本穴。)

三阴交：内踝尖上3寸，胫骨内侧面后缘。(简便取穴：以手四指并拢，小指下边缘紧靠内踝尖上，食指上缘所在水平线在胫骨后缘的交点，即是本穴。)

【操作方法】以拇指指腹分别按压揉委中、承山、三阴交，各0.5～1分钟。

(四) 摇脚踝

【体位】俯卧位、仰卧位。

【操作方法】

1. 被调理者抬起小腿，调理师一手握被调理者踝关节，以虎口卡住跟腱，另一手拇指和食指依次捏住被调理者脚趾指端，带动整个脚以踝关节为中心做环转（先顺时针环转3～5圈，再逆时针3～5圈）。

2. 一手握踝关节不变，以另一手掌心对准被调理者涌泉位置缓缓下压至最大耐受，放松使脚自然弹回。

(五) 揉涌泉

【体位】俯卧位、仰卧位。

【定位】足趾跖屈时，约当足底（去趾）前1/3凹陷处。(简便取穴：足趾跖屈时，当足底掌心前面正中之凹陷处即是本穴。)

【操作方法】以拇指指腹按压揉涌泉,3~5次。

(六) 揉脚趾

【体位】俯卧位、仰卧位。

【操作方法】以拇指指尖揉被调理者脚背趾关节处;以拇指指尖揉被调理者脚趾趾腹。

【注意事项】

1. 揉脚背趾关节时疼痛感会逐渐增加,至痛感最大耐受为限。

2. 揉趾腹时会有较强痛感,至痛感最大耐受为限。

(七) 后抬腿

【体位】俯卧位。

【定位】委中定位见上文。

【操作方法】一手握住被调理者委中位置卡住两条大筋,另一手握住脚腕缓缓抬起小腿,抬至90°时,向臀部方向下压;各15~20次。

【注意事项】向臀部方向压腿的同时,握住委中部大筋的手应逐渐放松。

十、禁忌证

1. 有高血压、心脏病者,严禁施以腰部以上揉术。

2. 严重心脏病患者。

3. 急性传染病，如急性肝炎、活动性肺结核等。

4. 皮肤破损、感染，或严重皮肤病的病损和病灶部位。

5. 骨折部位（骨折后遗症或骨折康复期除外）。

6. 骨与关节结核。

7. 出血性脑血管意外的急性期。

8. 出血性疾病或者正在出血的部位，如胃肠溃疡性出血、血小板减少、恶性贫血、白血病等。

9. 恶性肿瘤部位。

10. 精神疾病，情绪不稳定或酒后神志不清者。

11. 妇女月经期，怀孕期，哺乳期。

12. 饥饿时，由于血糖过低可能导致休克。

13. 饭后 1 小时内，或腹胀时。

14. 剧烈运动或极度疲劳者。

十一、常见问题处理及注意事项

（一）常见问题处理

1. 风疹：由于体内的寒气导致皮肤而出现风疹，通过后续的香灸即可消除。

2. 心慌：由于施术疼痛引起，心慌、出汗，可以适当补充糖分。

3. 皮肤瘀青：某些初学者手法力度过重或操作不当，施术 2 小时后，被调理者可能出现皮肤瘀青的情况，通过后续的香灸和贴膏会缓解或消除。

（二）注意事项

1. 调理环境应保持安静，以使医患双方能集中注意力。

2. 复诊应仔细询问被调理者前期的治疗效果、病情恢复和医嘱情况，以确定是否对揉术疏松方法进行调整或优化。

十二、揉术手法练习

（一）找点练习

方法：自我练习、双人对练。

要求：迅速准确找到全身点位。

（二）揉法练习

方法：自我练习、双人对练。

要求：力度由重到轻，后由轻到重；环转匀速；被调理者应有痛感但能接受，施术时和施术后感觉舒服。

（三）提法练习

方法：双人对练。

要求：不应有掐、捏的感觉；手指指腹用力，手不应上下位移；被调理者感觉舒适。

（四）拿法练习

方法：双人对练。

要求：方向应竖直，不应向前、后、内、外偏移；被调理者应感觉爽利、轻松，不应有皮肤疼痛感。

（五）头面部揉术练习

方法：双人对练。

要求：找位迅速准确，熟练运用基本手法，与被调理者有效沟通，正确处理术中和术后出现的问题。

（六）上肢揉术练习

方法：双人对练。

要求：找位迅速准确，熟练运用基本手法，与被调理者有效沟通，正确处理术中和术后出现的问题。

（七）腹部揉术练习

方法：双人对练。

要求：找位迅速准确，熟练运用基本手法，与被调理者有效沟通，正确处理术中和术后出现的问题。

（八）下肢揉术练习

方法：双人对练。

要求：找位迅速准确，熟练运用基本手法，与被调理者有效沟通，正确处理术中和术后出现的问题。

第三节　刘氏梅花香灸标准

一、内涵与特色

刘氏梅花香灸法是以刘氏独创的梅花香为灸材，通过将点燃的梅花香在被调理者皮肤上方顺时针回旋，刺激人体穴位，激发经络传感，从而达到疏通经络、行气活血、通关利窍、消肿止痛、平衡阴阳、提高人体免疫功能的目的。

灸法属于温热疗法，与火的关系密切。古人在煨火取暖时，由于偶然被火灼伤而解除了某种病痛，从而得到了烧灼可以治病的启示，这是灸法的起源。"灸"字在《说文解字》中解释为"灼"，是灼体疗病之意。最早采用树枝、柴草取火，熏、熨、灼、烫以消除病痛，后期逐渐使用"艾"为主要灸材。艾，因其气味芳香有开窍作用，性温易燃，且火力缓和，成为灸法的最好的材料。

刘氏梅花香在此基础上，突破了传统的艾灸理论，精选多种中草药作为灸材，替代单一的艾叶，并采用特殊工艺制成燃香，其质地坚硬，密集厚实，燃烧时温度可高于300℃，火力、穿透力、出烟量远超过普通艾灸，疗效也更胜一筹。同时又可以显化身体内的隐性病灶，将其由里及表，提于皮肤表面，准确率类似检测仪器。

刘氏梅花香灸的基本原理在于，利用香燃烧时产生的热旋力和远红外热敏感应，由表及里刺激局部点位，使药气层层渗入，并激发经络传导，将药气传达到整条经络，扶正祛邪，调动经络发挥行气血、和阴阳的功能，从而软坚散结、由里及表排出体内毒素，达到消除疾病、平衡体质之功效。

温通经络：经络是气血运行之通路，经络通畅，气血运行，营养物质之输布才能有序进行。梅花香灸借助其温热肌肤的作用，温暖肌肤经脉，活血通络。

扶正祛邪：正气存内，邪不可干。梅花香灸通过对某些穴位施灸，如大椎、至阳、足三里、气海、关元等，可以培扶人的正气，增强人的自愈能力。

调和气血：气血是人的生命之源。气血充足，气机条达，人的生命活动才能正常。梅花香灸可以补气、养血，还可以疏理气机。

调节阴阳：人体阴阳平衡，则身体健康，否则便易身患各种疾病，梅花香灸有恢复阴阳平衡之功效。

二、材料与器具

（一）梅花香

1. 成分：由苍术、艾叶、桂枝、木香、桑枝、五加皮等制成。
2. 形状：横截面为梅花形。
3. 规格：长度为 12.5cm。

（二）梅花香专用香夹

用于辅助调理师持握梅花香的特制长柄金属夹。

梅花香灸过程中，为防止烫伤，用梅花香专用香夹夹住梅花香末端，固定好后再行使用。

（三）梅花香灸专用香灰缸

由陕西刘氏圈疗推广中心自主研发、专业定制，具有置香豁口的圆形瓷质盛物小盘。

香灸过程中，梅花香燃至一定时间，表层燃尽部分会形成一层灰烬，包裹在燃烧的梅花香头外层，应将梅花香灸专用香灰缸摆放在靠近操作的区域，根据燃香情况，及时磕除香灰。磕除时，将梅花香香尖置于香灰缸内，适当用力磕除香灰。

（四）抽烟器

由陕西刘氏圈疗推广中心根据梅花香灸过程中的排烟需求，自主设计、专业生产的自动化除烟设备，能有效排除梅花香燃烧时所产生的烟雾。

（五）梅花香灸专用蜡烛

用打火机将蜡烛点燃后，将其外焰对准梅花香一端直至完全点燃即可。

（六）灭香器具

一般采用瓶口直径比梅花香略粗的玻璃瓶、盛装有沙土或石英砂的玻璃杯或瓷盘作为灭香器具，将未使用完的梅花香尚在燃烧的一端插入其中，周围封闭，隔绝空气，使其因缺氧而自动熄灭。

三、适用范围

各种经络堵塞、气血不通引起的亚健康、疾病状态调理。

四、操作前准备

（一）被调理者健康状况的初步判断

1. 望诊：观察被调理者的形态、步态、精神状态、面色，对其基本健康状况做出初步判断。根据揉术过程中的被调理者的反应和调理师的手感体会，判断香灸点位。

2. 问诊：通过询问，了解疾病史和症状，排除香灸禁忌证。

（二）环境与设备

1. 环境：应整洁、干净、安静、光线柔和。有条件者，可播放舒缓的音乐，注意音量的大小应适度。

2. 室内温湿度：以被调理者感觉舒适。

3. 理疗床、一次性床单。

4. 室内应按相应要求进行空气消毒。

（三）被调理者

1. 衣着宽松、适度。

2. 香灸部位应充分暴露，不要佩戴饰品等尖锐物件，如头饰、耳环、项链、眼镜、戒指、手表、腰带等。

3. 根据需要，选仰卧、俯卧、侧卧或坐位。

4. 身体放松，呼吸均匀。

（四）调理师

1. 将梅花香从包装中取出，同时备好打火机、梅花香灸专用蜡烛、灭香器具、梅花香灸专用香灰缸、梅花香专用香夹,放在操作台上备用。

2. 调试好抽烟器,将抽烟口移至施灸部位上。

3. 点燃梅花香:先用打火机点燃蜡烛,手持梅花香一端的三分之一处,将另一端以35°角左右斜置于蜡烛上,并缓慢旋转香头,使梅花香的前端均匀燃烧。

五、基本操作方法

(一)持香手法

右手持香,掌心朝上,其余四指自然分开,将梅花香平放于四指之上,用拇指将梅花香固定住。

(二)持香角度

1. 垂直:刚点燃的梅花香一端是平面时,将梅花香燃烧的一端垂直于点位皮肤平面,直至梅花香燃烧出锥形香头为止。

2. 45°夹角:香头的锥尖、椎体与椎根之间,表面温度略有差异,为了保持梅花香的有效、恒温,此时香头与点位皮肤的水平面保持约45°夹角,则锥形香头的中段正好垂直于点位皮肤的水平面,热感最强,效果最好。

注意:在香灸过程中,从梅花香有锥形香头开始,要始终保持45°夹角。

(三)持香高度

香灸时持香高度距离点位皮肤通常是2~3cm,同时需视被调理者情况灵活调整，如对于皮肤感觉迟钝者或小儿，用食指和中指置于点位皮肤两侧，以感知点位皮肤的温度，做到既不致烫伤皮肤，又能确保梅花香的热量与药力渗透。

（四）香灸手法

1. 以点位为中心，在直径大约为1cm的圆圈内，匀速顺时针回旋施灸，旋转频率为每分钟16圈左右。

2. 目的：确保燃烧香头下侧的二分之一点垂直于点位皮肤表面，使梅花香的穿透力和加热面积达到最佳状态，皮肤局部温度快速提高有利于热力、药力螺旋式不断向下渗透皮肤、直达病灶、疏通经络、调理脏腑。

3. 注意事项：香灸过程中要注意观察皮肤和香头的变化，随机应变，灵活运用，直至用手触摸香灸部位微微出汗为度。

六、香灸效果判断依据

一般来说，香灸过程中被调理者身体会出现各种反应和特殊感觉，根据这些反应和感觉，一方面我们可以判断香灸的效果，另一方面也可以对被调理者的身体状况做出初步诊断。若未出现任何反应与特殊感觉，预示病情重、病程长、病在里；如反应较为明显，则表示病情轻、病程短、病在表。

（一）被调理者的皮肤感觉

在香灸过程中，通常被调理者先后会有温、热、刺、烫、散五种感觉。

1. 温：开始香灸时，被调理者的皮肤毛孔处于封闭状态，刚点燃的梅花香高于其皮肤表面的温度，因此最初被调理者通常会有微热、舒服的感觉。

2. 热：随着梅花香燃烧的温度越来越高，被调理者的皮肤表面温度也越来越高，其感受到的热度升高，皮肤的毛孔也会慢慢打开。

3. 刺：当香灸到一定时间，被调理者有类似针扎一样的刺痛感觉，表明此时皮肤的毛孔已经完全打开，梅花香的热量和药力正在沿着毛孔向病灶深处渗透。

4. 烫：当被调理者感觉到烫时，表明点位皮肤局部温度过高，已经达到最高耐受点，此时应该按揉点位皮肤，将热量向周围扩散，以防皮肤起水疱。

5. 散：当梅花香的热力从局部扩散到经络，被调理者便不再有因局部温度过高而产生的烫感，而是感觉到整条经络的温热。

以上温、热、刺、烫、散五种感觉因人而异，有的被调理者经络敏感，感觉细微，首次香灸就会有上述全部感觉；有的被调理者可能需要香灸数次后才会有以上感觉，因此，香灸过程中需要随时与被调理者沟通，根据其反馈的身体感觉做出判断，灵活调整。

（二）梅花斑

在香灸过程中，通常香灸部位的皮肤表面会出现微红，中心处隐约可见不同颜色的梅花状斑点，有的花瓣边界清晰，有的花瓣界限相对模糊，称之为梅花斑。随着香灸过程的深入，梅花斑会逐渐消失。

不同的人或者同一个人的不同部位会出现不同颜色的梅花斑，根据梅花斑的颜色，可以初步判断被调理者的身体情况：

1. 如果梅花斑的颜色呈现微红色，是梅花灸的正常反应。

2. 如果梅花斑的颜色呈现白色，说明被调理者体内寒湿气重。

3. 如果梅花斑的颜色呈现黄色，说明被调理者体内有堵塞，气血不通。

4. 如果梅花斑的颜色呈现紫色，说明被调理者体内有瘀结。

5. 如果梅花斑的颜色呈现黑色，且黑色部分表现为片状，说明此处有黑色素的沉着，如果黑色部分表现为点状，说明被调理者体内瘀结严重。

（三）水疱

香灸结束后，有的被调理者身体其他部位而非香灸部位出现小水疱，这是体内邪气排出体外的通道。皮肤有自我修复的功能，可以挑破水疱，但水疱破裂处不能接触水，贴药膏也要避开此处。

通常不同的人或者同一个人的不同部位会出现不同颜色的水疱，根据水疱的颜色，可以初步判断被调理者的身体状况：

1. 如果水疱呈现透明无色，说明被调理者体内有寒湿。

2. 如果水疱呈现黄色，说明被调理者体内有瘀热。

3. 如果水疱呈现血水样，说明被调理者体内湿毒很盛。

注意：如果香灸过程中或香灸后，被调理者的香灸或以外部位出现水疱，有些是正常瞑眩反应，而有些则属于灸法不当。

七、禁忌证

1. 婴幼儿、儿童香灸对调理者要求较高，安全起见，初学调理者须谨慎。

2. 女性经期、孕期、哺乳期及产后 30 日内禁止香灸。

3. 严重心功能不全者禁止香灸。

4. 凡各种出血性急症（包括吐血、咯血、外伤出血、便血等）、急性热病、外感温热、阴虚内热/真热假寒、脉搏转快、血压过高、高热抽风、眩晕昏迷等禁止香灸。

5. 出现体表大面积溃烂、创伤、疮疹、强烈过敏反应等症状，不宜立即对病灶处进行香灸。

6. 切忌饭前空腹时或饭后立即香灸。

7. 切忌酒后香灸。

八、香灸好转反应、现象说明及处理

梅花香灸具有祛邪扶正、双向调节的作用，因此香灸调理期间，随着被调理者体内毒素的排出，有的被调理者的身体会有特殊感觉和反应，这是药力改善体质的正常反应，为内邪外透之故，是人体阳气调动起来修复肌体的必要过程，这种情况通常称为瞑眩反应。它不是副作用，而是一种好转反应，短时间后就会自然减轻或消失。香灸后反应因人而异，通常表现为以下几方面：

1. 香灸过程中，如果被调理者的点位皮肤或者身体其他部位出现痒、麻、胀、痛感，表明香灸正在恢复人体正常经络功能，可按如下方法处理：

（1）痒：说明该部位有风邪，按揉后即可消除。

（2）麻：经络传导会有发麻的感觉，称为得气，也是缺血反应，这是激发经气的表现，随着香灸的进行，麻感就会消失。

（3）胀：说明该部位有瘀堵，取远端按揉即可，如香灸大椎时有胀感，提拿肩井即可，香灸环跳时有胀感，按揉下肢即可。

2. 感觉热传感至会阴处：说明任脉疏通、胞宫气血充盈，卵巢功能逐渐改善。

3. 香灸后，被调理者面色红润有光，皮肤饱满滋润，色斑变淡、痘痘消失。

4. 香灸后，被调理者心情舒畅、放松。

5. 香灸后有发冷感，是寒性体质排寒现象，要适当多灸，配以刘氏自制药包效果更佳。

6. 热传导感：腹腔发热传至后腰，上至百会，下至涌泉，表明此时经络已经畅通，香灸效果好。

7. 沉重感：局部有石头压迫感，表明身体正在排湿，此时继续温灸，便可将湿气排出，使经络通畅。

8. 肠区发出"咕咕"的声音或者排气：这是促进肠蠕动，帮助排除身体浊气的表现。

9. 如果腹部或后腰出黏汗：表明血液黏稠、血脂高、血液毒素垃圾过多。

10. 香灸时如果只是上半身热或下半身热：说明不热的部位气血瘀滞、经络不通，需要整体调理。

11. 香灸后出现口中干燥、咽喉不适：说明上焦有虚火，按揉承浆即可。

12. 刚开始灸很热，一段时间后不再感觉到热：表明此时经络已经疏通，提示此处气血虚，是温补气血的过程，需要稍长时间温灸。

13. 香灸后出现酸痛、疲劳、嗜睡（白天爱困）：说明酸性体质，血液循环差，气血不足，而香灸后使得血液循环加快，一般体质弱的被调理者最初二三次会出现乏力、困倦现象，这是身体应激养气血的反应。

14. 香灸后，脐部出现黄水，说明有妇科炎症或肠胃炎症。

15. 香灸后，阴部瘙痒、分泌物增加或有血块，说明有妇科问题或月经不调，调整经期中会出现短暂乱经。

16. 香灸出现水疱或红疹，表明体内的毒素正在排出。

17. 脐下出水疱，说明有妇科问题，水疱下有红点表明有炎症。

18. 脐周出水疱是肠道湿寒，湿寒严重的人脐周会有一圈硬皮。

九、注意事项

1. 香灸时调理师应保持衣着整齐、集中精力、心平气和、目不斜视,并不时与被调理者进行简单亲切的交流,以了解和掌握其反应与感受,及时调整香灸手法或方案,使被调理者感到舒适,以达到最佳的香灸效果。

2. 点位准确:调理师要根据调理方案找准点位,以保证香灸效果。

3. 香灸过程中,调理师应随时注意观察燃烧的梅花香头,及时磕掉香头上的香灰,以免因燃烧时间过长香灰松散后,自动脱落引发烫伤或者着火;每次香灸结束后,调理师应及时将燃烧的梅花香置于事先备好的灭香器具内,使其缺氧后自动熄灭,灭香时切忌直接用水浇灭,使香头碳化,导致再次使用时不易点燃,且影响疗效。

4. 因香灸时要被调理者暴露部分体表部位,冬季气温较低,要注意保暖,夏季高温时要防中暑,及时调节室内温度,并做好通风换气。

5. 香灸宜选择整洁、卫生、安静的环境,定期进行全面消毒,避免污染。

6. 香灸时所在区域应相对封闭,室温应舒适稳定,避免被调理者香灸期间受风着凉。

7. 香灸被调理者的头面部、肝区、上焦等部位的时间不宜过长。

8. 香灸被调理者的面部，尤其是眼部周围时，操作一定要谨慎，要特别注意香灰散落或香头距离过近造成的烫伤。

9. 梅花香点燃后，其表面温度高，因此在香灸过程中调理者应集中注意力，避免灼伤被调理者的皮肤。

10. 香灸后，被调理者两小时内忌寒凉、忌洗澡，香灸部位要注意防风。

11. 香灸过程中，如果被调理者出现头晕、眼花、恶心、面色苍白、心慌、汗出，甚至发生晕倒，我们称之为晕灸。晕灸虽不多见，但是一旦晕灸，要立即停灸，并让被调理者躺下静卧，香灸足三里，温和灸10分钟左右。

十、香灸手法练习

（一）持香手法练习

方法：自我练习、双人对练。

要求：握香手法、角度、高度准确。

（二）香灸手法练习

方法：自我练习、双人对练。

要求：掌握速度、范围、顺时针回旋。

（三）香灸基本点位练习

方法：自我练习、双人对练。

要求：找准下列点位，手法准确。

1. 大椎。

2. 至阳。
3. 命门。
4. 神阙。
5. 手部：劳宫、掌根。
6. 足部。

第四节　刘氏自制药膏标准

一、内涵和特点

刘氏自制药膏，由纯天然中草药，经过传统炮制方法制成膏剂，辅以手工打浆制成的麻纸为药引，贴敷于体表特定部位，经透皮吸收对局部和全身进行调理的一种外调方法。由刘氏传人刘俊岑老先生传承先祖医药学精髓，不断创新融合，后经传承人刘应凯先生多年反复试验，实际验证加以创新改进而成。

刘氏自制药膏对全身急慢性疾病均有调理作用，尤其适应于疖痈、鼻炎、肿块、牙痛、咽炎、跌打损伤、腰腿痛、乳腺增生、淋巴肿大、乳腺瘤、不明原因引起的肿胀等局部疼痛性问题。局部疼痛大多由肌肉粘连和结节引起，均属中医痹证范畴，和现代医学的软组织疾病相对应。"痛则不通，通则不痛"，软组织的损伤过程实质上是人体的经筋性组织保护性挛缩、扭转、牵拉或位移，或失去平衡时产生的阻碍，致筋路受阻、气血瘀滞、营养不良、神经传导不畅及紊乱，形成恶性循环，是导致临床各类筋结症状的主要因素。刘氏药膏具有消炎止痛、利湿除水、消瘀散结、局部松解与整体减张之效，故调理上述问题见效快、效果好。

二、刘氏自制药膏和麻纸

（一）刘氏自制药膏

由刘氏圈疗数代传承创新中不断发展完善，并经过长期的临床应用验证形成的独特配方，用道地中草药，经过传统炮制方法制成的膏剂。具有以下特点：

1. 药效温和：本药膏虽有活血化瘀、消肿止痛的作用，但不刺激皮肤，一般没有特别强烈的走窜、发痒、发热、化脓、破溃等情况。经长期实践应用证明，无毒副反应。

2. 粘黏性好：能够紧贴皮肤表面不易脱落。

3. 水溶性好：采用水溶性基质，易吸收，易清洗，贴敷后去除时无疼痛感。

（二）麻纸

刘氏自制药膏没有使用布、橡胶等常用药膏载体，而是采用了特有的麻纸作为载体。这种麻纸经长期反复测试实验，最终使用野生藤本植物茎和多种中药材作为原料，以传统手工方法制成。具有如下特点：

1. 透气性：轻薄透气，有利于贴敷部位被药力拔出的寒湿之气排出。

2. 柔韧性：韧性强，刮膏时不易破损，贴敷后能够紧紧包裹药膏，使药膏紧贴皮肤。

3. 水溶性：易溶于水，贴敷后取下药膏时不用撕扯，用温水冲洗即可轻松去掉，防止了因撕扯带来疼痛感甚至损伤皮肤。

4. 载药、引药双重性：麻纸既是药膏的载体，同时因为其制作原料本身有疏通经络的作用，所以同时还作为药膏的药引，起到载药、引药的双重作用。

三、操作前准备

（一）被调理者健康状况的初步判断

1. 望诊：观察被调理者的形态、步态、精神状态、面色，对其基本健康状况做出初步判断。根据揉术和香灸过程中的被调理者的反应和调理师的体会，判断贴敷位置。

2. 问诊：通过询问，了解疾病史和症状，排除香灸禁忌证。

（二）环境与设备

1. 环境：应整洁、干净、安静、光线柔和。有条件者，可播放舒缓的音乐，注意音量的大小应适度。

2. 室内温湿度：以被调理者感觉舒适为宜。

3. 理疗床、一次性床单。

4. 室内应按相应要求进行空气消毒。

（三）被调理者

1. 衣着宽松、适度。

2. 拟贴敷部位应充分暴露，不要佩戴饰品等尖锐物件，如头饰、耳环、项链、眼镜、戒指、手表、腰带等。

3. 根据需要，选仰卧、俯卧、侧卧或坐位。

4. 身体放松，呼吸均匀。

（四）调理师

1. 准备充足的麻纸，根据需要裁切为相应的规格。
2. 准备膏剂、刮膏器。
3. 清洁手部。

四、基本操作步骤

（一）备纸

麻纸整张规则为 8cm×24cm，根据调理需要和病灶大小裁剪使用。

一般使用有如下三种规格：

1. 整张（8cm×24cm）。
2. 1/2 张（8cm×12cm）。
3. 1/4 张（4cm×12cm）。

（二）刮膏

将麻纸相对粗糙的一面朝上，平铺在操作台上（为防止药膏污染操作台面，可在麻纸下垫上纸板或玻璃）。刮膏板取适量药膏，均匀地将其刮涂在麻纸上。厚度以拿起对光，微微透光为宜（约 0.2~0.3mm 厚）。如此反复，直至刮满麻纸。

刮好的药膏贴应及时贴敷，以防药膏因放置时间过长变干，影响贴敷效果。

（三）贴敷

根据调理需要，分步骤、分部位进行贴敷。贴敷要点如下。

1. 基本保持横平竖直，先左后右（调理师方向）。
2. 应保证药膏与皮肤贴敷紧致，避免气泡、空隙。
3. 贴敷后用手轻轻拍打、按压，使其贴紧粘牢。
4. 贴敷时间一般是48小时。

（四）清洗

用热水冲洗或湿毛巾热敷后缓缓揭下。切忌强行撕扯麻纸，以防损伤皮肤。若被调理者自行清洗，应讲清以上要点。

五、调理贴法

（一）鼻子调理贴法

【功效】调理鼻炎，祛眼袋，预防老年性白内障、飞蚊症等。

【纸张】2张1/4纸。

【操作步骤】先左后右。

（二）面部美容贴法

【功效】祛痘、收细毛孔、调理油性皮肤、调理毛囊炎等皮肤问题。

【纸张】7张1/4纸。

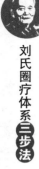

【操作步骤】从上到下，先左后右。

（三）耳部调理贴法

【功效】补益肝肾、养肝明目，调理由肝阴虚引起的耳鸣、耳聋、飞蚊症等。

【纸张】2 张 1/4 纸。

【操作步骤】先左后右。

（四）淋巴调理贴法

【功效】消除淋巴结节，增强机体免疫功能。

【纸张】4 张 1/4。

【操作步骤】先左后右。

（五）肩颈、肺俞调理贴法

【功效】调理肩周炎，调理肺气不足，调理肺阴虚引起的喘咳等。

【纸张】4 整张。

【操作步骤】先肩颈后肺俞。

（六）腰臀部调理贴法

【功效】调理肾虚、腰酸、腰痛、下肢无力、下肢发凉、腰椎间盘膨出等。

【纸张】4 整张。

【操作步骤】先左后右。

（七）前胸调理贴法

【功效】调理咽炎，调理肺气不足、胸闷气短，调理支气管炎、肺炎及肺阴虚引起的喘咳。

【纸张】2整张。

【操作步骤】先左后右。

（八）脊柱、膀胱经调理贴法

【功效】调理椎体疼痛、气血虚，增加免疫功能。

【纸张】4整张。

【操作步骤】先左后右，先上后下。

（九）女性乳腺调理贴法

【功效】调理乳腺增生、囊肿、结节，疏通乳腺微循环。

【纸张】3整张。

【操作步骤】先左后右。

（十）脾胃调理贴法

【功效】调理脾胃虚寒、脾胃虚弱所致食欲不振、消化不良、胃胀、胃酸、胃痛。

【纸张】4整张。

【操作步骤】先左后右，先上后下。

（十一）膝盖调理贴法

【功效】调理膝关节疼痛、肿胀，关腔积液、滑膜炎、膝关节增生引起肿胀、疼痛，膝关节退行性病变引起的下肢无力、疼痛等。

【纸张】4张1/2纸。

【操作步骤】先左后右，先上后下。

（十二）腿部调理贴法

【功效】调理下肢肿胀、疼痛、无力，末梢循环差，下肢静脉曲张，下肢肌肉萎缩、麻木，促进下肢的血液循环。

【纸张】3整张，1张1/2。

【操作步骤】先左后右，先上后下。

六、常见问题处理及注意事项

（一）常见问题处理

1. 贴膏处发痒，而且贴敷很紧，此属风邪、湿邪外排现象。若严重者用梅花香灸，也可用毛巾热敷或用吹风机吹药膏表面即可止痒。

2. 贴膏后会出现局部皮肤发红、发硬，此属体内寒湿的正常反应，一般随着调理的进行会缓解或消失。

3. 贴膏后皮肤上出现红疹、水疱，出现这种现象是因体质虚弱、气血不通而导致体内毒素长期积存，在贴膏补益与排毒的共同作用下，将深层毒素排出体表的一种正常反应。待毒素排完，皮肤即可恢复正常。

（二）注意事项

1. 贴敷时，应根据实际需要，先将药膏刮涂在适宜大小的专用麻纸上，再往病灶和相应部位贴敷，不能直接将药膏涂抹到皮肤上。

2. 贴膏前，先对病灶部位和其他贴膏处进行梅花香灸，促进气血运行，然后再贴敷药膏，更有利于药物的吸收，增强疗效。

3. 换洗时，用热水冲洗或湿毛巾热敷缓缓揭下。切忌强行撕扯麻纸，以防损伤皮肤。

七、贴膏手法练习

方法：双人对练。

要求：全身各部位贴敷练习。备纸适宜；刮膏厚度适宜、均匀；麻纸无破损；贴敷位置、顺序准确；贴敷平整、美观、紧致、无气泡、无缝隙。

第五节　运用指南

一、常见病证三步法调理

（一）感冒、发烧

【适应证】适用于感冒及感冒引起的发烧、头晕、头痛等症状。

【适应范围】儿童、成人。

【调理禁忌】

1. 孕妇及经期妇女禁用。

2. 忌烟酒、辛辣刺激食物。

3. 餐后半小时内不能调理。

4. 调理后 1 小时内禁止接触凉水。

【调理方法】

1. 揉术部位：至阳、大椎、肺俞（双侧）。

2. 香灸部位：至阳、大椎、肺俞（双侧）、命门、长强、印堂、太阳、风池、风府。

（二）颈椎病

【适应证】适用肩颈引起的疼痛症状。

【适应范围】成人。

【调理禁忌】

1. 孕妇及经期妇女禁用。

2. 忌烟酒、辛辣刺激食物。

3. 餐后半小时内不能调理。

4. 调理后 1 小时内禁止接触凉水。

【调理方法】

1. 揉术部位：大椎、肩井、云门、曲池。

2. 香灸部位：大椎、肩井、肩髃、手指。

3. 膏贴部位：肩颈部位。

（三）头痛、偏头痛

【适应证】适用于风寒、风热、风湿引起的头痛及偏头痛症状。

【适应范围】儿童、成人。

【调理禁忌】

1. 孕妇及经期妇女禁用。

2. 忌烟酒、辛辣刺激食物。

3. 餐后半小时内不能调理。

4. 中、重度高血压患者不宜。

5. 调理后 1 小时内禁止接触凉水。

【调理方法】

1. 揉术部位：头部。

2. 香灸部位：至阳、大椎、风池、风府、印堂、神庭、头维、百会、列缺、合谷。

3. 膏贴部位：肩颈部位，双侧耳后。

（四）乳腺肿块

【适应证】适用于女性乳房肿块、肿胀、疼痛等症。

【适应范围】成人。

【调理禁忌】

1. 孕妇及经期妇女禁用。

2. 忌烟酒、辛辣刺激食物。

3. 餐后半小时内不能调理。

4. 调理后 1 小时内禁止接触凉水。

【调理方法】

1. 香灸部位：任督二脉。

2. 膏贴部位：脾胃部位，整个乳腺。

【注意事项】贴敷乳腺时应注意将乳头露出。

(五) 宫寒

【适应证】由于宫寒引起的小腹疼痛等问题。

【适应范围】成人。

【调理禁忌】

1. 孕妇及经期妇女禁用。

2. 忌烟酒、辛辣刺激食物。

3. 餐后半小时内不能调理。

4. 调理后 1 小时内禁止接触凉水。

【调理方法】

1. 热敷刘氏自制药包：小腹、腰部、脚部。

2. 香灸部位：任督二脉。

3. 膏贴部位：脾胃部、腰部、腿部。

(六) 落枕

【适应证】由于落枕引起的疼痛、颈项无法转动等各种不适症状。

【适应范围】成人、儿童。

【调理禁忌】

1. 孕妇及经期妇女禁用。

2. 忌烟酒、辛辣刺激食物。

3. 餐后半小时内不能调理。

4. 调理后 1 小时内禁止接触凉水。

【调理方法】

1. 揉术部位：肩颈、腿部。

2. 香灸部位：肩颈部位。

3. 膏贴部位：肩颈部位、腿部。

【注意事项】落枕，对肩颈部位进行揉术时，一定要遵循"左边落枕做右边；右边落枕做左边"的原则；同时多应用腿部揉术。

（七）鼻炎

【适应证】由于鼻炎引起的鼻塞、通气不畅等问题。

【适应范围】成人、儿童。

【调理禁忌】

1. 孕妇及经期妇女禁用。

2. 忌烟酒、辛辣刺激食物。

3. 餐后半小时内不能调理。

【调理方法】

1. 揉术部位：头部揉术（主要针对鼻部）。

2. 香灸部位：任督二脉、印堂部位、鼻梁部位。

3. 膏贴部位：眼部。

（八）腹泻

【适应证】由于寒凉引起的腹泻问题。

【适应范围】成人、儿童。

【调理禁忌】

1. 孕妇及经期妇女禁用。

2. 忌烟酒、辛辣刺激食物。

3. 餐后半小时内不能调理。

【调理方法】

1. 揉术部位：至阳、委中、承山、足三里、涌泉。

2. 香灸部位：命门、长强、神阙、足三里。

3. 膏贴部位：肝、胆、脾、胃、腰部。

（九）便秘

【适应证】由于便秘引起的问题。

【适应范围】成人、儿童。

【调理禁忌】

1. 孕妇及经期妇女禁用。

2. 忌烟酒、辛辣刺激食物。

3. 餐后半小时内不能调理。

【调理方法】

1. 揉术部位：至阳、腹部、委中、承山、足三里。

2. 香灸部位：命门、神阙、足三里。

3. 膏贴部位：肝、胆、脾、胃（相应部位）。

（十）牙痛

【适应证】由于上火、发炎引起的疼痛问题。（以止痛为主。）

【适应范围】成人、儿童。

【调理禁忌】无。

【调理方法】揉术部位：大迎、巨髎、太阳。

（十一）踝部扭伤（崴脚）

【适应证】由于崴脚引起的踝关节肿痛等问题。

【适应范围】成人、儿童。

【调理禁忌】

1. 孕妇及经期妇女禁用。

2. 忌烟酒、辛辣刺激食物。

3. 餐后半小时内不能调理。

【调理方法】

1. 香灸部位：涌泉、脚趾、足后跟。

2. 膏贴部位：踝关节。

二、常见问题

1. 如何正确贴药膏？

在贴药膏之前，用热毛巾将疼痛处洗净、擦干，再将药膏均匀涂抹于麻纸上，贴敷于疼痛部位和相关穴位，抚平按实即可。天气寒冷时，可在香灸之后再进行药膏贴敷，以便使膏体迅速软化，保持和巩固治疗效果。

2. 刘氏自制药膏可以调理哪些部位？

药膏的调理可归为六类，即颈部调理、耳部调理、肝区调理、脾胃调理、肾腰部位调理和上下肢调理。各类调理的适用范围如下：

（1）颈部调理：颈部僵直、睡眠质量差、困乏、记忆力减退、头昏、头痛、感冒等。

（2）耳部调理：清火明目、益神乌发，尤其对白内障、飞蚊症、假性近视有一定的保健作用。

（3）肝区调理：疏肝解郁、养血柔肝，对肝郁所致的抑郁、暴躁、潮热、盗汗、倦怠、乏力、两肋疼痛、情绪不稳、易激动等有很好的调节作用。

（4）脾胃调理：调胃和中、补虚益气、健脾化湿，对脾胃功能紊乱所致的腹胀、腹痛、食欲不振、肥胖有一定的调理作用。

（5）肾腰部位调理：补肾培元、强腰壮骨、清热利湿、通络止痛，对肾气不足引发的腰酸、腰痛、下肢无力、乏力、浮肿有调节作用。

（6）上下肢调理：改善下肢循环，调节脾胃。对灰指甲、脚垫、脚气有调节作用。

把贴膏和坚持长期运动、注重饮食调理等积极的生活方式结合起来，就能及早干预微循环，消除其对体质的影响。所以说养生是长期的自觉行为，这样才能对自己的体质有所帮助，对五脏、四肢、骨关节等均起到修复作用。

第六节　圈疗技法

对于较重大疾患需要采用三步法+画圈治疗，如肿瘤、脏腑疾病等。要本着治疗求本的原则，辨证选圈。选圈大致分四大部位。

一、脏腑部位

脏腑是人体的核心、要害，是治疗大病的重点区域，圈疗疑难顽症必须首先调和五脏之气。

1. 选择脏腑部位画圈由三个因素构成

（1）所在直接部位出现病灶，如肝病、胃病、乳腺病、肠道病等，必须围绕脏腑所在上半身前后全面画圈。

（2）涉及脏腑的病灶，如类风湿等虽然在肢体，必须在上半身前后全面施圈。

（3）与脏腑直接相互作用的，如脑瘤等必须在上半身前后施圈。

2. 施圈标准

初治在患者前胸上下各画一个圈，后背腰上下各画一个圈，前二后二共四个圈；一个疗程后改换前胸腹、后背腰各画一大圈，前后二个圈；五天左右再改回第一次的圈形，然后根据病情变化变换圈形。

下举两个病例说明。

（1）肺病画圈：此病出现咳嗽、胸闷、气短、全身无力。画圈方法是在患者上身前胸、腹各画一个圈，要求胸圈大一点，腹圈小一点，后背、腰各画一个圈，要求背圈大一点，腰圈小一点，按标准圈心留有中心孔（漩涡）。一个疗程后再改为前胸和后腰各一大圈，3～5天后再改为前胸左右两个圈，腹部一个圈，后背左右两个圈，腰部一个圈，前后共六个圈。之后再根据病情变化，对圈位、圈形进行变换。肺乃五脏华盖，病毒容易冲击头部百会穴形成"冲天炮"，故在脏腑画圈时头部也必须全面画圈。

（2）肝病画圈：肝区部位出现肋痛、腿软、心慌、全身无力。画圈方法是上身前胸、腹各画一个圈，要求胸圈小、腹圈大；后背、腰各画一个大圈。3～5天后，改为前胸、后背各画一个小圈，前腹、后腰各画一个大圈，使两肋被全部包在圈内。

二、头部部位

头部一旦有病，经络气血受阻，五官七窍、全身肢体就会出现病理反应，如视力听力减退、头痛头晕、四肢瘫痪等。头部画圈主要治疗脑瘤、颅内外血管瘤、脑血栓、头痛头晕等。头部画圈，先把头剃光，在头部画一个总药圈（两耳包括在内），圈心（漩涡）留在百会穴。圈心有时冒出一股热气，摸之烫手，有时又冒出凉气，摸之如冰，画圈若干天后体内病灶被提出体表。根据病情变化再调整画圈。如果病灶在后脑，那就在头部前后画两个圈，要求后脑圈要大，前脑圈要小（注意圈线不能压着包块）。若干天后，如患者兴奋，出现夜间不能入睡等反应，即在头部改为左右两个圈，两耳孔作为天然圈心。总之，圈位、圈形要根据病情变化而变化，头圈变化多时达七次之多。头部症状变化无穷，用一方很难根治，在进行平面圈疗的同时，可交替运用立体圈疗，并适当采用专科治疗和综合治疗方能见效。

三、肢体部位

典型病例是类风湿。此病患者血沉高，全身骨骼疼痛，行走困难，遇到天阴下雨气候变化，患者痛苦不堪。病证虽表现在关节，实际是一种全身性肌体受损病证，所以画圈时首先选择头部画一圈，再选择上体前胸、腹各画一圈，后背、腰各一圈，其次两臂肩髃穴、曲池穴、阳池穴各画一个圈，计十一个圈。然后两腿环跳、膝关节、足三里、内踝、外踝、足面各画一个圈，计十二个圈，共需画二十三个圈。根据病情变化，上体圈可依画圈程序适时变动，但关节圈不变，坚持治疗效果渐显。

四、局部部位

1. 妇科病

在身前胸、腹各画一个圈，后背、腰各画一圈，共计四个圈，再配以线绳牵引式排毒法制剂、刘氏自制药包等多方治疗。

2. 鼻咽病

此病画圈不在鼻部，而在耳部和颈部，再配画身前胸、腹、后背、腰各一个圈，必要时加腿部和脚部或贴膏，持续时间不可长，每画4天休息2天为好。

3. 脂肪瘤、色素瘤、血管瘤

按病发部位画圈，即瘤在什么部位，就在什么部位画圈。

4. 甲状腺瘤、淋巴瘤

颈部整体画圈为主，再配画上身前胸腹，后背腰各一个圈。注意药圈不能追得太紧，每画4天休息2天为好。

以上是辨证施圈的基本方法和一般规律，调理师要随时掌握患者病情变化，机动灵活，对症适时改变，提高对疑难顽症的治愈率。

第四章 三步法临证

第一节 慢性病调理

慢性病是指不构成传染、长期积累形成损害的疾病的总称。慢性病的危害主要是造成脑、心、肾等重要脏器的损害，构成对人体健康更大的威胁。慢性病起病隐匿，病程长，病种多，几乎涉及各个阶层各个年龄段的人，影响到人体各组织器官。

常见的慢性病很多，如人们谈虎色变的癌症；呼吸系统有慢性阻塞性肺疾病、哮喘、慢性肺心病、慢性呼吸衰竭等；循环系统有慢性心力衰竭、冠心病、先天性心脏病、高血压、心脏瓣膜病、心肌病、慢性心包炎等；消化系统有慢性胃炎、消化性溃疡、肠结核、慢性肠炎、慢性腹泻、慢性胆囊炎等；泌尿系统有慢性肾炎、慢性肾衰、泌尿系慢性炎症等；代谢和营养方面的有糖尿病、营养缺乏病、骨质疏松等；还有结缔组织和风湿方面的风湿性关节炎、系统性红斑狼疮、强直性脊柱炎等。

慢性病的起因究竟是什么？简单描述这个原因和过程的

话，基本是这样一种现状："瘀、滞、堵"造成人体局部经络不通，形成气滞血瘀，使体内毒素不能正常排出，积淤的毒素进而破坏免疫系统，使人体阴阳失调、机能紊乱，疾患渐成。

人体局部疼痛导致体质失衡，形成恶性循环，这是一般慢性病对人体的侵害过程。人体出现"瘀、滞、堵"现象之后，经脉、血管、淋巴管、神经等容易和肌肉、软组织粘连在一起，使气、血、津液循环受阻，生成条索状硬核，进一步加剧"瘀、滞、堵"，表现症状为局部痉挛和疼痛。这是发生退行性病变的前期征兆，但人们对此往往不予重视，采取一般性按摩、吃止痛药、打封闭针等。这些方法也许从表面上解决一时的问题，但对病证的根源不能从根本上解除，因为此时体质已发生质的变化。这种变化归根到底是气血不通的问题，需要从整体结构上改变，从局部到整体进行缓解。

痛则不通，通则不痛。气滞血瘀、结节、囊肿堵塞会造成经脉堵塞、气血不通，身体就会出现病证，"经脉者，所以决死生，处百病，调虚实，不可不通"讲的就是这个道理。所以，对人体进行系统的调理治疗和疏松、疏通，以温热经络打通经脉，排除人体肠道、血液、淋巴、皮肤等系统中的毒素，激活免疫系统，恢复自愈能力，这是中医"整体调治"的理念。

刘氏三步法运用中医药的外治法原理，个体个疗，辨证施治，通调经脉，使气血贯通，运行周身、气通血畅，外调内治，达到标本兼治的目的。

在"慢病时代"的今天,百姓尤其需要一种接地气的方法。什么是接地气的方法,简单说就是有效、低价、方便的方法,一种一学就会、一用就灵的方法,掌握了方法能够自医自疗,这是我们创立刘氏三步法的宗旨。

近年来,随着刘氏三步法的推广和社会影响日益扩大,加盟圈疗、学习圈疗、关心圈疗的人越来越多。常有人问我:啥病到你们圈疗都用三步法调治,难不成你们三步法是包治百病的?

我知道,多年来,社会上对一些所谓神医、神药的过度宣传使人们产生一种逆反心理,越说治百病越是啥都治不了!我要告诉大家的是,三步法也不是什么包治百病的神技,但的确是能够治疗多种慢性病、疑难杂症的中医外治创新技法。大家了解了慢性病、疑难杂症形成的共性,就会明白三步法为什么能治疗多种慢性病。

我国传统中医学认为,多数慢性病、疑难杂症的起因都是体质出现"瘀、滞、堵",筋脉粘连,气血不畅,引起经络不通,日久形成软组织病变,进而导致病患的生成。"痛则不通,通则不痛",道出了经络通畅的重要性,这是一个有很强共性的现象。那么,寻找"瘀、滞、堵"之根源,疏松疏通、活血化瘀、软坚散结,激活免疫系统,以达自治自愈之目的,就是治疗慢性病和疑难杂症的终极目标。病理的共性,目标的相同,导致治病机理的共性。

"三步法+"是由三步法+圈疗等优化组合配伍而成,其靶向目标一致，可起到疏松疏通、透皮吸收、软坚散结的作用。由于其渗透性强，药力直达病灶，疗法之间互补性强，以叠加功能增强疗效。它是一种中医药创新疗法和技术操作项目，个体个疗，自医自疗，适用于养生、医疗机构及个人、家庭的普及推广，可复制操作，调已病治未病，是针对一体多病及急慢性病证调理治疗的自然疗法。

为了便于医患配合，便于患者对自己的病况及治疗过程有一个清楚地了解，我们对于常见慢性病，根据其病种、症状，总结了一个大致规律的"三三律"，即按病症轻重之不同分为三日、三月、三年调治的周期和方法。

三日：如偶发性不适、局部初期瘀滞、红肿、外感风寒及偶发性炎症或感冒、咽痛等，应在三日内缓解或病除。

三月：中期"瘀、滞、堵"，气血不畅，影响到五脏六腑，有骨关节疼痛等症状，需进行综合分析、整体判断，与患者沟通，医患配合，经三个月治疗期方能逐步解除。

三年：长期"瘀、滞、堵"造成脏腑功能失调、免疫力下降、经络不通，形成一体多病、疑难杂症，需要多种诊法并用，找出重大病症根源所在，逐步调理。三步法对此重在缓解调理，同时要为患者制订长期的专用"三分治、七分养"方案。

大家知道，刘氏圈疗是经过几代医匠传承发展到今天，每一项技法、每一种方剂都经过多次的实践检验和不断改进，在民间有着广泛、良好的口碑。三步法把圈疗的精华进一步组合配伍，如揉术疏松、梅花香灸、刘氏药膏，都是围绕软坚散结、活血化瘀，达激活免疫力、恢复自愈能力的终极目标，靶向一致，功效叠加，自然比其他单一的治疗方法有效。加之针对典型性疾病的"三步法＋"技法，如针对肿瘤患者的"三步法＋画圈"；针对元气亏虚、阴阳失调患者的"三步法＋刘氏自制药包"；针对各种妇科病的"三步法＋线绳牵引式排毒法制剂"，使之形成了一个强有力的攻克各种慢性病、疑难杂症的外治系统疗法。

这就是刘氏三步法能够治疗多种慢性病的奥秘。

一、肿瘤、癌症调理

肿瘤和癌症种类很多，如血癌、骨癌、淋巴癌、肠癌、肝癌、胃癌、盆腔癌、肺癌、乳腺癌等。似乎，人体每一个部位、每一个器官上都有生癌的可能。癌症的成因很复杂，但有一条简单而重要的因素：瘀堵，瘀血阻滞是肿瘤的主要病因之一，许多医家都有这方面的论述。在恶性肿瘤患者血液中，有癌细胞或者癌栓微粒，当患者血流不畅、瘀血停滞，便会引起癌细胞的扩散。

多数肿瘤及疑难杂症的起因都是出现"瘀、滞、堵"引起经络不通，形成病变。人体局部沉僵的物质如高尿酸钠、高浓度钙等积存于体内津液中，形成黏合剂状物质，循经络、血管、气道游离，生成沙粒状或条索状结节，有的与神经系统粘连，产生疼痛，加重"瘀、滞、堵"，成为肿瘤隐患。

气血是变化的根本，抗癌防瘤首先要考虑患者体质变化的原因，辨证施治，个体个疗，辨证与辨病相结合。现代辨病诊断知识，可以测知病情的演变发展，但不能指导中医的辨证论治，为此必须辨病辨证双轨并行，特别是对一些疑似难定、原发病灶遍查不明的疑难病证，更要在辨证上下功夫。我们在使用三步法调理治疗肿瘤过程中发现，一经找到了气血变化的原因，调理治疗便能起到立竿见影的临床效果，症状得到明显的缓解和改善，能够有效遏制肿瘤的发展。

三步法以疏松、热灸、贴膏三重有效手段，集中技法和药力的精华，靶向明确，强力软坚散结、活血化瘀、除湿散寒，药气透皮吸收，进一步除湿利水、消炎止痛，深度调理平衡，疏通整体经络气血运行。

先父在抗癌一线苦苦奋战半个多世纪，总结了很多诊断感悟和治疗心得，曾在一篇论文中对画圈技法作了重要提示："医中焦之病，在患者腹部涂成内外大圈，在背部亦画成内外大圈，兼治脾俞、胃俞，或贴膏。医下焦之病，有坐法、摩腰法、暖腰法、兜肚法等，余辨证运用药物圈疗法，在患者小腹、大腿内外两侧、膝关节、后承山、内外踝、足心等处画圈。三焦分治时，还须注意结合脏腑病机病因，具体辨证施圈。"

人体是一个有机的整体，体表与体内、经络与腧穴、官窍与脏腑是相互联系、相互影响、相互作用。作为独特的内病外治法——圈疗法，正是根据人体这种特点而进行论治的。依据刘氏丰富的家传经验，结合古今医家的有关论述，在辨证施治理论指导下，将各种不同配方（家传秘方）的中药汁涂于患者体表的不同病理反应区，通过平面圈、立体圈、螺旋圈、圈接圈、圈套圈、圈对圈、圈应圈、药入圈的不同形式，使药物的有效成分渗透吸收，进入体内，从而发挥其独特的中药治疗作用。先父悉心总结出了"五圈涂药法"：一围、二聚、三截、四剿、五灭，层层包围，一举而歼，求得速愈。此种疗法是在中医辨证论治原则的指导下，精选数十味地道中草药材，经过如法炮制加工，并用米醋调合成中药药汁。根据患者的不同病情，分别用毛刷将药汁涂于不同的体表反应区，其形状如圈，故称为中医药圈疗法。内外两圈间隔约1cm宽，内圈攻伐、外圈包剿，通过每天五遍涂药，十天一个疗程的圈疗，将药物的有效成分渗透于体内，由经络传入而发挥其扶正祛邪的治疗作用。

这一治疗方法的总体功能，当为扶正祛邪、平衡阴阳、行气活血、疏通经络、祛寒止痛、化瘀软坚。临床主要适用于癌瘤类疾病，例如，脑瘤、肺癌、肝癌、胃癌、乳腺癌、淋巴癌等，以及由此所引起的癌性疼痛，同时还对其他有关疑难杂症也具良好的治疗效果。

扶正与祛邪相结合。《素问·刺法论》中云："正气存内，邪不可干。"《素问·评热病论》中曰："邪之所凑，其气必虚。"这提示身体的健康与否与体内正邪是否平衡有关，正邪力量均衡时，身体健康；邪气侵入时，正气受损，正邪失衡则疾患入侵。调治中扶正祛邪才能保持体质平衡，因此，扶正与祛邪必须贯穿肿瘤调治的始终。

局部与整体相结合。将人体视为一个有机的整体，不能将局部与整体分割。在具体的调治中，利用生物圈疗法的一拔、二截和三剿的特殊功效，可使气阻血凝病灶拔之则病出，犹如将病毒从井底提出井口而歼之；凡病所经由之处，截之则病邪自断，犹如兵家伐交，断去敌方与周围的联系，聚邪攻之；凡病灶突兀部位围而剿之，使病邪逃不圈药的"法掌"。拔、截、剿三者齐下，利用圈药特有的药性渗入体内，扶正祛邪，协调阴阳，升清降浊，调和五脏之气，修复脏腑机能，最终使局部的症状在整体调治过程中得以消除。

行气与活血相结合。人体以气、血、筋三者调和为顺。气推动血液循经脉周流全身为健康之躯，一旦气滞血瘀，疾病作矣！所以，肿瘤的调治重点应放在行气与活血上。由刘氏圈疗+梅花香灸+药膏贴敷组成的刘氏圈疗三步调理治疗法，首先充分利用圈药对经络穴位、漩涡通道和皮肤毛孔的作用，吸引脏腑经脉之毒出于肌表，使毒祛血清，经脉通畅，肾经元气通行脏腑经脉，恢复肾阳推动脏腑运行的机能，使气血生化有主，阴阳平衡，则诸症自消。其二在圈疗的基础上，针对身体反应和痛点，进行梅花香灸，软坚的同时疏经通络、行气活血；最后再用药膏的散结和收敛功能强化疗效，进一步活血化瘀、散瘀止痛，促进气血运行。三者的综合调治，有功效叠加之效，且一步紧扣一步，环环相扣，彻底解除体内的"瘀、滞、堵"，疏通经络，行气活血，濡养脏腑与经络。

肿瘤的形成说到底还是瘀堵，垃圾毒素排泄不出去，新陈代谢无法正常运行，使循环系统工作不畅。比如当大量血液中的代谢产物附着在血管壁上，渐渐使血管壁增厚，通道变得细窄，血流通过困难，逼迫血液泵房加压把血液输送到身体各部位，肿瘤便产生了。

我们在用三步法调理治疗肿瘤时，以香灸和贴膏为主，灸三焦、灸脏腑区，患者会感觉一股气力和热流由丹田向百会徐缓而行，然后向四肢远端迸发。临证中患者常诉说有一股热气从小腹上冲头顶，随即大汗淋漓，感觉轻松畅快。灸后立即膏贴肝俞、肾俞等部位。通常在调理3至5个疗程后，恶心、腹胀、大便黏滞等症状完全消失，有神清气爽之感。这就是三步法清除身体淤积的各种毒素、垃圾、浊气、邪气的过程，并透过药力和热力向人体输送能量，激活人体自我修复能力，打通人体经络，引邪外泄，补益正气，从根本上化散肿瘤，阻止其生长蔓延，达标本兼治的目的。

三步法调理治疗乳腺癌术后案

金女士，女，50岁，韩国人。

就诊时间：2016年8月30日。

主诉：乳腺癌术后右侧上肢无力，右侧乳房胀痛，腋下有牵拉痛。

既往史：2016年7月发现右侧乳房有莫名肿块，伴有轻度疼痛不适，入院检查确诊为乳腺癌。2016年8月，在韩国某院施以乳腺癌剥离手术及腋淋巴剥离手术，术后病理活检为三阴癌，提议放化疗控制。金女士欲求绿色安全的中医药调治方法，知悉中国刘氏圈疗后，专程来到中国陕西刘氏圈疗推广中心。

诊断：乳腺癌术后，乳房部有肿块，局部炎症。体弱，阴虚。因病患对金女士职业形象和家庭生活造成较大影响，心情焦虑，恐惧，对跨国求医抱很高期望。

调治方案：三步法＋画圈。

第一次调治过程（2016年8月30日至2016年9月2日，共3次）

1. 揉术：局部触诊，右侧乳房有结节，轻度按揉。

2. 香灸：至阳，肺俞，大椎，命门，长强，神阙，右侧乳房。

3. 贴膏：乳腺，右臂，小腹，小腿及肝、胆、脾、胃相应部位。

经三次调理后，右侧乳房的肿块明显变软、变小。疼痛感减弱。患者感觉全身体感舒适，患侧手术疤痕处的红肿明显减轻，患侧乳房结节变软、变小，右侧上肢可略抬，腋下牵拉痛缓解。

第二次调治过程（2016年9月12日至2016年9月17日）

第一天小圈，画时全身瘙痒，大小便正常，画之前贴膏处起红疹，发红，发痒。

第二天小圈，脖子、前胸、大椎部发红，发痒，怕冷，饮食正常，大小便正常。

第三天小圈，痒感减轻，睡眠较好，脚温度较低，身体发冷。

经过第二次圈、灸、贴综合调治后，夜间睡眠好，全身精神状态好转，右臂术后一直无法抬起，现可做一些简单活动。

第三次调治过程（2016年10月10日至2016年12月26日）

方法同上。右侧乳房肿块明显变小、变软，左侧乳房结节消失，大小便正常，上肢无力，右侧乳房胀痛，腋下有牵拉痛。金女士感觉症状减轻，精气神好，睡眠正常，提出回国安顿好工作和家事再赴中国调治。

经过在刘氏圈疗持续的调理治疗，患者乳房内肿块消失，手感柔软。右臂可正常活动，牵拉痛消失。心情逐渐开朗，食欲增加，睡眠逐渐改善，自觉症状持续好转。

第二次调治方案为扶正与祛邪相结合，调治方案为刘氏圈疗三步治疗法：刘氏圈疗疗法＋刘氏梅花香灸＋刘氏药膏贴敷，连做六次后，患者睡眠好、精神好，右侧乳房结节变软、变小，右臂可抬起适度活动。因患者状态持续好转，故从第三次调治开始，患者末梢循环改善，手脚转暖，右侧乳房结节持续变软、变小，右臂活动范围增大，腋下牵拉痛消失。

自2017年1月开始，持续软坚散结，行气活血，调节阴阳，平衡体质。共连续调治18次后，身体反应平和，精神好，情绪平稳，心情愉快。乳房内肿块消失，手感柔软。右臂活动恢复正常。

2017年2月患者回国后在当地肿瘤医院体检，各项指标全部正常。目前患者已重返职场，家庭生活幸福，无不适感。（效果检测以在韩国当地医院的身体复检结果为依据。）

按语：这是一次成功的乳腺癌术后调理。由于肿瘤为本虚标实之症，该患者虽行手术治疗但余毒仍在，因此，治疗必须从扶正和祛邪两方面入手。在制订治疗方案时，第一阶段以三步法调治，病灶部位施以重灸，扶正助阳；第二阶段以三步法+圈疗，全面调理，软坚散结，祛邪解毒，五脏同调，扶正固本。辨证准确，医患配合默契，是本案成功的关键因素。

二、脾胃调理

脾与胃像一对同甘共苦的患难兄弟，关系极其密切。脾与胃通过经脉相互络属而构成表里关系。胃主受纳，脾主运化，两者之间的关系是"脾主为胃行其津液者也"，共同完成食物的消化吸收及其精微营养的输布，从而滋养全身，故称脾胃为"后天之本"。

脾胃在生理上的相互联系，在病理上也是相互影响。如脾为湿困，运化失职，清气不升，即可影响胃的受纳与和降，可出现食少、呕吐、恶心、脘腹胀满等症。反之，若饮食失节，食滞胃脘，胃失和降，亦可影响脾的升清与运化，可出现腹胀泄泻等症。脾胃还易受其他脏器的影响，当人的某个脏器出现问题，很快就会影响到脾胃。

肝、胆、脾、胃、胰腺等容易遇风寒湿热，造成"瘀、滞、堵"，进而脾胃虚弱。脾胃虚弱者面色萎黄，神疲倦怠，形体瘦弱。运用三步法调理治疗脾胃疾病时，一定要认真分析，确定其病理与病因。胃病要辨清楚是急性胃炎，还是慢性胃炎，是功能性消化不良，还是消化性溃疡。脾虚则要辨清是脾气虚还是脾阳虚，是胃气虚还是胃阴虚。辨证施治，灵活调整香灸部位，或扶阴助阳，或降阴平阳，健脾益气，助运化湿，从整体思路出发，发现问题，解决问题。

慢性溃疡病是一种常见的慢性疾病，有胃溃疡和十二指肠溃疡，又叫作消化性溃疡。它之所以称之为消化性溃疡，是因为既往认为胃溃疡和十二指肠溃疡是由于胃酸和胃蛋白酶对黏膜自身消化所形成的，事实上胃酸和胃蛋白酶只是溃疡形成的主要原因之一，还有其他原因可以形成溃疡病。

临证中可见：慢性胃溃疡病人症状多为上腹部疼痛，与急性胃溃疡发病时的剧烈疼痛相比，往往有隐痛的感觉，有时疼痛可蔓延至左下腹部或者后背部位。随着病情发展，有的患者上腹部会形成质地较硬的包块，有压痛，有时会发生呕吐，按压包块时呕吐感强烈。

慢性胃溃疡患者通常在进食后疼痛感加剧，之后渐缓。如此一来，患者为了避免疼痛而少进食，疼痛虽缓解了，但长此以往会造成患者摄入热量不足，而引起体形消瘦，甚至营养不良的情况。

中医认为本病病因主要由于情志所伤、饮食劳倦等。忧思恼怒，七情刺激，肝失疏泄；或脾气郁结，运化失常；饮食失节或偏嗜，损伤脾胃；或湿热壅结中焦，胃膜受损，均可致溃疡发生。还有长期体力或脑力劳动过度，伤脾耗气，运化迟滞，气血失畅，胃膜不生，而易发本病。本病病位在胃，与肝脾关系最为密切，在病机转化方面，具有由气及血、由实转虚、寒热转化，或寒化伤阳、化热伤阴等特点。

中医外治法调理治疗此病，多以疏肝和胃、温中健脾、养阴益胃、活血化瘀、调理寒热为主。刘氏三步法通过梅花香灸温热散寒、疏通经络、扶阳祛邪、柔肝和胃、散瘀止血。贴敷药膏解痉、镇痛、止血、制酸、综合修复胃黏膜、消除溃疡及周围组织炎症。

慢性胃溃疡突出的特征就是病程较长，不易痊愈，容易反复发作。患者要牢固树立"三分治，七分养"的理念，一方面要注重生活方式的改变，选用适合自己的饮食保健方法；另一方面要从情志上调理自己，克服不良的情绪，如愤怒、焦急、害怕、沮丧、不满等，培养良好的情绪，如快乐、恬静、和悦等，以良好的心态配合调理治疗，方有可能争取痊愈。

调理治疗脾胃疾病时要注意医患之间的深度沟通，调理师要善于引导患者情志向好。不良的情绪会造成胃肠功能紊乱，进而出现便秘、腹泻、腹痛、食欲不振、消瘦等情况，如紧张不安会造成胃酸分泌增多而使胃炎缠绵难愈。中医认为肝气不舒会损伤脾胃，因此，豁达、开朗的情绪是脾胃健康的关键。

"三分治，七分养"这个理念对脾胃疾病而言尤其明显，所以，人们对脾胃养生要特别引起重视。当代社会人们生活节奏紧张，应酬也多，要注意自我调整，达到张弛有度。还有就是从饮食上注意，对冷饮、辛辣、油腻之物要节制，同时，了解脾胃的生物钟，顺应养护规律。

三步法调理治疗脾胃虚弱案

余女士，55岁，教师，安康市人。因目睹了关系甚好的同学汪女士经刘氏三步法调理后身体明显好转，于2017年5月底慕名来刘氏圈疗调理中心求治。

主诉：于两年前胃部隐痛不适，求治当地医院，后到西安西京医院做手术。术后一年来常有不适感，现消瘦，头晕，失眠，乏力。

既往史：既往体健，无传染病史及药物过敏史。自两年前胃部隐痛不适，疼痛呈烧灼样。在当地医院求治经电子胃镜检查为"浅表性胃炎"，自行口服中成药治疗，效果不佳。2016年8月初自觉胃痛症状加重，前往西京医院电子胃镜检查，诊断结果为"胃贲门部良性占位性病变"，遂做胃部贲门部平滑肌切除。术后近一年来，断续出现胃部隐痛，无食欲，形体渐瘦。

术后恢复不佳，一度胆汁反流。脾胃虚弱，长期失眠，有胃部隐痛、焦虑、抑郁、间歇性头痛症状。

调理方案：以三步法＋圈疗整体调理，健脾养胃，助阳祛邪，利湿除寒，激活免疫力。

调理反应：患者术后刀口处有硬结，揉术按压时刺痛，按压委中亦有刺痛感，面部、手心出汗。刺激脚趾时有抽筋现象，脚趾尖冒凉气，脚心冰冷。香灸神阙、关元等穴，感觉肚子通透，原来腹硬如鼓，灸后变软，轻松舒服，腹部硬块明显变小。

第二、第三疗程中，香灸委中时下一寸出现一个结节，香灸时刺痛感强烈；灸神阙有热量走小腹，腹中肠鸣；灸长强、委中出冷汗；灸气海时有热量上顶，肠胃蠕动比较明显，食欲增加，大便通畅。三步法三个疗程调理后，面部肤色现光泽，气足，精神明显好转。

圈疗调理情况：圈疗第一疗程，有头晕、拉稀、小腿软、走路乏力现象，睡眠时好时坏，多梦。画圈后疲累，口舌有津液，舌尖、舌根冷，均属圈疗后正常反应。经第二、第三圈疗调理疗程后，刀口硬、胀、痒感消失，无不适感。食欲增强，消化渐好，面部肤色有光泽，有时可深度睡眠，说话气足，精气神明显好转。

离开时调理师授其自行调理方法，患者带梅花香和刘氏药膏返家自行调理。

按语： 患者术后调养不当，日久脾胃虚弱，运化功能失调，水湿滞留，体内湿气旺盛，湿盛化痰，痰热扰心，加重失眠。三步法+圈疗施治，安神、健脾、养胃并举，初步改变症状。需按调理师制订的个性化专用调理方案，进一步养气血、健脾利胃。

三、支气管哮喘调理

慢性呼吸道疾病是以肺泡数量和肺泡周围毛细血管数量减少为特点的疾病。患上此病后，病人反复发作咳嗽、咳痰及呼吸困难。由于肺泡数量和肺泡周围毛细血管数量的逐渐减少，减少了肺部气体交换的面积，严重损害呼吸功能，而致血氧含量过低。另外，由于长期慢性压力过载，导致肺部结缔组织增生，肺组织血管平滑肌增生，继而发生动脉硬化及纤维变性。

中医对慢性呼吸道疾病的病因病机方面的分析有气虚、外邪入侵、血虚等说法，认为呼吸道疾病为本虚标实之证，把气虚学说和邪毒、血虚学说结合，采用以扶正培本为主，通过补气、宣降肺气、健脾扶正、补肾、利痰止咳相结合，可提高疗效。从整体观着眼，根据辨证论治原则，辨证辨病，扶正与祛邪结合，多靶点综合考虑，方能有效治疗呼吸疾病。

由于哮喘对人体的各个脏器都存在着长期的危害性，因此，使得人体的自愈能力不能充分发挥作用，使病患发展愈重。患慢性支气管炎或支气管哮喘时，肺泡长期处于过度膨胀状态，会使肺泡的弹性纤维失去弹性并遭破坏，形成肺气肿，影响呼吸功能。

因此，要想从根本上治疗呼吸疾病，必须把握住治疗呼吸疾病的关键。刘氏三步法主要是通过揉术、香灸、药膏化瘀散结、扶正助阳，使肺泡周围的毛细血管恢复正常。通过健脾扶正、宣降肺气，深度消除哮喘病发展的内部因素，使人体的内环境趋于稳定，渐渐祛除各种致病因素，恢复免疫力，增强人体自愈能力。

支气管炎、支气管哮喘是由多种细胞，特别是肥大细胞、嗜酸性粒细胞和T淋巴细胞参与的慢性气道炎症。表现为邪实正虚，调理治疗当以扶阳为主，祛湿除寒。三步法中的梅花香灸和贴膏主要功效果就是扶阳平阴、祛湿除寒、活血化瘀，靶向一致，功效叠加，经6至10个疗程调理治疗，恢复肺泡、毛细血管组织正常状态，激活人体自愈能力，可治愈或缓解慢性阻塞性呼吸道疾病。

邪实正虚，扶阳为主，调理一身阳气，扶阳祛湿除寒，调理治疗哮喘。支气管炎、支气管哮喘是由多种细胞，特别是肥大细胞、嗜酸性粒细胞和T淋巴细胞参与的慢性气道炎症。在易感者中此种炎症可引反复发作的喘息、气促、胸闷或咳嗽等症状，多在夜间或凌晨发生，此类症状伴有广泛而多变的呼吸气流受限。此病理变化的主要脏器以肺为主，涉及脾、胃、肾，后期累及心脏。因此哮喘大多病在肺，以邪实为主，久病及肾，正气不足。

比如最常见的咳嗽，多与感冒并发，咳嗽持续时间长，有的会持续两个月之久。长期咳嗽发展成支气管哮喘，嗓子呼噜响，呼吸困难，严重时，咳喷血雾。西医所说的呼吸道感染、支气管炎、支气管扩张、肺结核及慢性咽炎等，病因病机多为外感内伤，胃寒上逆，肺气不降。治疗原则不外乎宣肺、利肺、温胃化饮、顺降胃气。但并非"千人一咳"，不同年龄、不同病证的人咳法不同，临床表现多样，治法也就各不相同，非仔细观察不能辨悟。下面，给大家介绍几种常见咳嗽的症状，便于大家区别治疗。

肺咳，咳时喘息有声，甚至有咳出血的症状，多因外邪犯肺，或痰浊内蕴，气阴亏虚等使肺失清肃而肺气上逆；心咳，主要表现是喉咙有痰；肝咳，会出现两肋疼痛；胃咳，主要症状是咳时恶心；肾咳，常见于六十以上老年人，咳嗽时会出现小便失禁。

对于咳嗽的治疗全面调理最重要。调理治疗各类咳嗽在肺经上，肺经左右两侧各11个穴位，经脉从胸走手，起于中府，止于少商，这些穴位都善治咳嗽。大家能记住以下三个穴位，时常按摩揉搓，就能自己治疗咳嗽。

（1）云门穴，中线任脉旁开6寸，锁骨下缘处。两手叉腰时，此处会有一个三角窝。云门穴止咳平喘效果很好，还善治肩臂痛麻、颈淋巴结炎等。

（2）中府穴，在云门穴下1寸，是治疗支气管炎及哮喘的要穴。若与后背肺俞穴同时点按，有即时止咳之效。

（3）天府穴，在腋前横纹下3寸。此穴可以用一种特殊的方法来找到。两臂张开，掌心相对平伸，在鼻尖上涂上一点墨水，用鼻尖点臂上，点到处就是此穴。

第二节 疑难杂症调理

顾名思义,所谓疑难杂症就是指难以辨别、难以治疗的各种怪病奇病。疑难杂症大多正邪混乱、虚实并见、寒热错杂,辨证困难,往往涉及神经系统、内分泌系统、微循环系统等,错综复杂,相互影响,最终的结果是导致大脑缺血、五脏紊乱等。

中医传统理论强调,治疗疑难杂症要理其邪正,调节寒热虚实,双向调节,益气养血,清热解毒。疑难病症的治疗,必须改善血液循环,促进血液流通,排除病毒,激活病变细胞,使病变细胞得以生息,发挥正常功能。这就是说,治愈疑难疾病的根本出路在活血化瘀、疏通经络。

刘氏三步法是建立在中医药外治的传统基础之上。我们在多年的临证实践中认识到,再复杂的疾病,其病因病理都有一定的来龙去脉,辨证过程就是追根溯源找到这个因果关系,找到因果关系也就找到了调治的规律性。在长期的临证实践中,我们从每个患者的体质状况、环境变化、生活质量等方面思考,制定个体个疗调治方案,从人体经脉系统、气血运行及体质新陈代谢入手,修复细胞,改变人整体的"瘀、滞、堵"状态,提升免疫力和自愈能力。

从中医角度来讲,机体失衡的本质是气机升降失衡导致的病理结果。由于气是构成人体及生命活动的最基本和最重要的物质，并维持着人体脏腑生理功能，正如《难经·八难》言："气者，人之根本也。"因而调理气机升降的失衡状态可能是恢复癌基因与抑癌基因、癌细胞与非癌细胞之间平衡的根本方法。可以说，调理气机升降是解决肿瘤与机体本质性失衡这一矛盾的基本原则和根本手段。我们依据中医药外治基础理论，运用刘氏圈疗三步法调理治疗肿瘤疾病、疑难杂症、妇科疾病方面积累了一些治疗经验。

在临证实践中，常遇中老年妇女神经末梢循环差、四肢冰凉、下腹部不适、宫寒、痛经、月经不调、肾虚腰疼、小腹坠痛、盆腔和附件问题及夜尿多等脾肾阳虚、肾气不固等妇科疾病，使用三步法化瘀散结、调理气血、通经活络、调经止痛效果比较明显。对有些病症配合"线绳牵引式排毒法制剂"使用，调养效果更佳。"线绳牵引式排毒法制剂"有独特的吸附能力，可使宫腔内脱落的坏死上皮组织细胞、瘀血、病菌吸附于药丸上，并对宫腔内及阴道周围滋生物、囊肿、息肉起到层层剥落、吸附的作用，使这些病理代谢产物逐渐缩小、萎缩以致脱落，排出体外。

对于阴虚宫寒的患者，可采取三步法 + 刘氏自制药包（女），对常见妇科问题、疑难杂症有良好效果。此药包精选天然中草药配伍而成，通过对药物封包再蒸腾药物，敷于肚脐部位，使释放的中草药药气通过脐部的皮肤毛细血管迅速散布于人体的十二经脉之汇集，通过药气的升降沉浮调理人体，达到平衡阴阳、调节内分泌、补虚泻实之效，从而达到温经暖宫、祛风散寒、活血化瘀、调理气血、通经活络、调经止痛。

对于肾虚腰疼、气血两虚的男性疑难杂症患者，可采用三步法+刘氏自制药包（男），药物敷脐后可以很好地穿透和吸收，加速对肌肉粘连和结节的软坚散结功效。刘氏自制药包（男）适用范围：肾虚腰疼、遗精、阳痿、头晕、头痛、腰酸腿疼、手脚发凉，可配合梅花香灸调理前列腺炎、前列腺增生，也可用于日常保健。

一般来说，疑难杂症多涉及脏腑、气血、经络等器质性病变，由于病机复杂，不易治疗，导致失治或误治，以致病邪久留，风邪内滞。三步法以揉术疏松、香灸、贴膏三步叠加效应，扶助正气，调动体内一切正能量来除湿、化瘀、解毒、祛风。

一、风湿类、痛风类疾病的调理

人到中年之后，常会感到手指、脚趾、膝盖关节渐渐出现僵硬、肿胀等症状，有时在起床后感觉手指僵硬、活动不灵，与之伴随的还有疲劳感和持续微热感。如果这种状况经常出现，那么你要警惕了，人们谈虎色变的风湿性关节炎可能不期而至。这种状况主要是因体内尿酸钠、高浓度钙、坏死细胞等沉积后在骨缝处堆积形成。血液中尿酸值高会形成高尿酸血症，由此引发脚趾、脚腕、膝盖等急性炎性反应，就是人们常说的痛风。

类风湿关节炎是一种很普遍的疾病，却又是一种病因尚未明了的慢性全身性炎症性疾病，以慢性、对称性、多滑膜关节炎和关节外病变为主要临床表现。它好发于手、腕、足等小关节及周围软组织，包括肌、韧带、滑囊、筋膜等处。病因通常是外感风寒湿邪而引起，以成人为多见。由于患者的血液循环不通畅，导致人体组织所需要的营养无法通过血液循环来输送，致使患者肌肉缺少营养而加速老化。受累关节以大关节为主，膝和踝关节最为常见，有游走性、对称性、复发性的特征。

风湿病的主要危害不在于关节的本身，而在于自身脏腑功能失调，免疫力降低，外界风寒湿邪毒入侵身体引起的经络不通。如果发生在神经根所在督脉上，就形成强直性脊柱炎，一般情况都发生在下肢大骨关节处，因为这些地方是寒湿下沉，容易堆积钠盐和高浓度钙的形成沉淀，侵蚀骨组织细胞，加速钙化。

痛风者一经风吹即感疼痛。尿酸结晶沉积在关节内的滑膜上，在关节处引发炎症，带来剧烈疼痛。最常出现的是大脚拇指的趾跟，而且一疼就是六七天，大约三四个季度后会再次发作并反复。此期间，疼痛转移到脚踝、膝盖，周期变短，疼痛加剧，进而侵入肾脏。有的在肩部发生疼痛，无法抬肩，穿衣脱衣都困难，给生活带来极大不便。患者的发病关节游走性发作的次序与规律不相同，反复发作及加重的季节不同，须仔细辨证、个体个疗。

人体是细胞组成的，而细胞组织的更新要靠后天之本脾胃的运化营养，血液的新陈代谢也要靠营养供应。如果人体某个区域长期被寒湿侵蚀成病，手触这个部位会有寒凉感，和其他部位的温度有差异。现代医学对人体细胞更换周期做出了准确的测量：胃细胞更换期7天，皮肤细胞28天，红细胞120天，肝细胞180天，骨细胞更换则需要7年。

基于这个原理，刘氏三步法采用中医药外治基本原理，由皮肤直接给药，透皮吸收，温热散寒，利水除湿，消炎止痛，形成对病灶区域直接调理治疗，促进细胞更换。

中医治疗类风湿在辨证上要抓住阴、阳、寒、热四个字，类风湿关节炎的病情顽固缠绵，病程长，故以早期合理治疗至关重要。三步法通过揉、灸、贴叠加功效，强力清热化湿，根除风湿病痛的内邪，双向调节机体免疫，增强抵御风、寒、湿、热等外邪入侵的能力。

三步法调理治疗痛风性关节炎病案

曾某，男，52，深圳人。

自述患痛风近20年。曾到多家医院医治，无明显效果。于2016年11月7日来到刘氏圈疗深圳旗舰店求治。

既往史：1997年因车祸切除脾脏，左腿小腿骨折。2000年始感觉大脚趾有隐隐刺痛感。并逐渐加重，向上蔓延，脚部、膝盖处出现浮肿，行走困难。多年来，针灸、理疗、各种治疗疑难杂症的方子都尝试过，服用过大量治疗痛风的进口药，然而，只能达到短期缓解疼痛的目的。

诊断：痛风性关节炎，膝关节及指、趾关节变形肿大，出现痛风石。四肢末梢颜色为紫黑色，伴有胀、麻及刺痛感，行走不便。

调理过程：针对患者症状，采取三步法+圈疗调理治疗方案。先施以三步法调理，揉至阳、命门、长强、委中、涌泉、神阙等重点穴位以寻找痛点。当揉到委阳穴和委中穴的时候，患者疼痛难忍，手心和脚心冒凉汗，有坚硬瘀块。第二步香灸躯干和双下肢，香灸过程中，膝眼和内膝眼处有非常强烈的刺痛感。第三步，膏贴双小臂和双下肢。连续调理了一个疗程之后，效果非常明显，腿部和脚部的疼痛感基本消除，浮肿完全消除了，走路也方便多了。

第3天开始增加画圈，画圈位置：双小臂、双下肢。按此法调理完一个疗程后，患者指、趾端末梢循环明显改善，紫黑色渐褪，麻、胀感消失。脚外踝处的几处痛风石全部消散，关节痛感基本缓解，走路轻快有力。

三个疗程之后，曾先生腿脚瘀肿消退，疼痛解除，恢复正常生活。

三步法调理治疗痛风性肩周炎案

钟某，男，51，西安人。主诉患痛风及肩周炎，疼痛。于2016年9月6日来中心求治。

既往史：痛风病十年，多次到当地医院求治，无效。

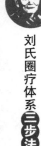

诊断：痛风，伴有肩周炎，足部双侧拇趾有痛风石，周围皮肤色重，发紫。

调理过程：采取三步法+圈疗调理治疗方案。先施以三步法三次调理，揉术后背、肩井；香灸颈椎、肩井和双下肢；膏贴颈椎和双下肢。第3天开始画圈，画圈位置：颈椎、双下肢。按此法调理完一个疗程后，患者可正常抬臂上举与后举。痛风石消除，皮肤颜色恢复正常，疼痛解除，可正常行走。嘱其注意饮食、生活方式，加以适当锻炼，控制症状。

三步法调理治疗风湿性膝关节疼痛案

甘某，女，33岁，住深圳永丰社区。患者自述，2015年生产后，月子期间落下膝盖疼的疾患，每到天气变冷时疼痛加剧，怕凉，天热也不能穿裙子，曾用擦药酒等多种方法效果不佳。深圳夏季既长又热，却不能使用空调。2017年1月15日来到刘氏圈疗深圳旗舰店调理。

既往史：曾数次到当地医院求治，无明显疗效。

诊断：外寒侵袭，膝关节疼痛。

调理方案：刘氏三步法，即揉术+梅花香灸+药膏贴敷。

调理过程：1月15日首次调理，揉术以双下肢为主，揉至脚底使局部微微出汗为度。然后香灸命门、长强、委中、鹤顶、阿是穴、涌泉，最后对双下肢和重点穴位贴膏。

调理反应：患者诉调理后晚上睡觉时感觉膝盖、脚底冒凉气、走路、爬楼梯时膝关节疼痛减轻，下肢整体舒服一些。

次日调理与前次基本相同，特殊的是灸膝关节时，内外膝眼处发凉而且有排风感，整个关节出现白色凸出的寒湿梅花斑，患者自诉，晚上膝盖有酸胀的感觉且脚底冒凉气，关节活动较之前灵活，睡眠有所好转。

19日进行第三次调理，揉术过程在原来基础上加腰、臀部，点、按、揉腰时，腰部肌肉发硬，指下能触到条索状结节，继续按揉此处疼痛明显，局部发热且微微出汗，并感到膝盖周围有热感。随后香灸，主要以命门、局部结节、膝关节为主，香灸时各穴刺感明显，像火针刺入般，有明显的酸痛感。灸后腰部及关节处贴膏。

调理反应：后几次调理与前大致相同。经六次调理后，患者膝盖疼痛和发胀的感觉大为减轻，疼痛基本消除，膝盖和双足麻木、发凉现象彻底改变，走路有力。患者对调理效果甚为满意，带刘氏三步调理药物回家自行调理，巩固疗效。

按语：这位患者由于产后体虚和自身没有很好保暖，使寒、湿之邪乘虚而入积于关节久而致疾，通过揉术和灸后疏通经络，把湿毒提出体表之后立见好转，贴膏则进一步深度化瘀、祛寒回暖。虽六调见效，但要加强回访，叮嘱自行调理不可间断，月子里落下的疾患不易根除。

二、前列腺调理

前列腺是男性特有的腺体，前列腺上的解剖结构比较完善，有称之为"包膜屏障"的结构保护，一般不容易出现感染、炎症。只有当全身抵抗力下降、过度疲劳和性活动（包括手淫）过度或长期禁欲时，才会由于前列腺长期充血，为致病体提供感染的机会。

一般来说，慢性前列腺炎伴随有身体的其他症状，如：小腹隐痛，耻骨上不适，会阴部胀痛，肛门周围隐痛，腰及骶尾部酸痛，有时疼痛向两侧腹股沟、会阴部及双侧睾丸区放射。临证中多为慢性前列腺炎的急性发作期，治疗以清热解毒、利湿渗浊为原则。通常可见以下几种类型：

肾阳虚损型，表现为尿频、尿道滴白、形寒肢冷、小腹会阴胀痛不适、阴囊湿冷、早泄遗精、头昏头晕。治疗以温补肾阳为原则。

阴虚火旺型，表现为腰酸腿软身乏力、五心烦热、尿末滴白、大便秘结、小便短赤。治疗以滋补肾阴为原则。

气滞瘀阻型，病程长，经久难愈。表现为小腹、会阴、腰骶不适、疼痛，尿道刺痛。治疗以活血化瘀、理气导滞为原则。

香灸时，对肾阳虚损型选灸肾俞、三阴交等穴位；对阴虚火旺型选灸肾俞、三阴交、太溪、涌泉等穴位；对气滞瘀阻型选灸血海、气海、阳陵泉等穴位，然后贴膏。

慢性前列腺炎的症状复杂多样，从临床表现患者可有尿道刺激征，尿频、尿急、尿道灼痛，清晨尿道口有黏液、黏丝或脓性分泌物，尿混浊或大便后尿道口有白色液体流出，后尿道、会阴及肛门不适，有时阴茎、睾丸及腹股沟部疼痛，伴有射精痛、血精、早泄、阳痿以及乏力、头晕、失眠和忧郁等自主神经功能紊乱的症状。由于目前对慢性前列腺炎的诊断、治疗和防止复发等方面都无确切有效的方法，所以，为使前列腺炎能减少复发和彻底治愈，作为医生应首先了解本病的病因及感染途径。

排尿异常也是前列腺炎经常出现的症状，如：排尿不适、尿频、尿急、尿细、尿末滴沥不清、排尿灼热、尿痛等。解大便时尿道有少许白色分泌物溢出，少数病人在晨起时发现尿道外口有分泌物粘附。

由于出现前列腺炎的患者大多数都是全身抵抗力下降、过度疲劳和性活动（包括手淫）或过度或长期禁欲，使得前列腺长期充血、前列腺抵抗疾病的能力下降，所以可以通过"间接治疗"的方法来根治前列腺炎。

"间接治疗"的原理是通过减轻前列腺的负担，提高全身机体免疫力并改善前列腺的局部血液循环，让自身的抗病能力提高，从而根治前列腺炎。

运动可以增强全身体质，提高全身抗病能力。同时，由于运动后改善了血液循环系统、呼吸系统功能，全身的血液循环系统得到改善后，前列腺的血液循环也得到了改善。流向前列腺的血液内人体自身的抗病"生力军"（白细胞、巨噬细胞、抗体等）也增加，使得自身的抗病能力得以增强。

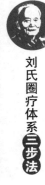

三步法调理治疗前列腺炎案

张某,男,65 岁,退休人员。平日体健,无基础性疾病,无不良嗜好。2015 年 12 月 6 日到调理中心求治,主诉近期前列腺炎、气管炎复发,此病缠绵数年,每到冬春季加剧。

既往史:曾到各医院求治,无好转。

调治方案:以三步法+圈疗配伍组合疗法施治。在三步法调理的基础上,增加了局部圈疗。画圈部位包括前胸、后背及整个小腿和脚面、趾骨等处,画圈结束后沿画圈部位贴膏。画小圈部位:脊柱一条线、臀部、天突、肝、胆、脾、胃、小腹、小腿、脚。画圈完毕后贴膏,贴膏位置与画圈部位相同。画圈至第 3 天后,患者变化明显,气足有力,大小便次数明显减少,接近正常。前胸出小红疹,双腿发痒。画至第 5 天,前胸、后背、小腿有点蜇,阴囊发紧,收缩,感觉发沉,表面上有一层似霜白皮,并且伴有酸胀痛,洗澡后恢复如常,伴有蜕皮、红鲜肉出现。

第七次调理时,改画大圈。画圈部位:脊柱一条线、臀部、天突、肝、胆、脾、胃、小腹、小腿、脚。贴膏:同样部位。患者感觉双脚跟冰棍一样,脖子、后背区域火辣辣的,感觉小便有力,大便也不粘马桶了,食欲明显增加,睡眠质量变好,整个人感觉有精神,心情转好。

经一个季度的调理,患者前列腺炎、气管炎症状缓解,体质好转。

三、一体多病调理

一体多病即指一人同时身患多种疾病，或经调治但未痊愈，均可表现为多脏腑受累，寒热虚实交错，气血阴阳失调，病因多端，病机复杂，治疗困难。许多上了年纪的老年人不只患有一种疾病，往往是心梗、脑梗、高血压、动脉硬化等"一肩挑"。治疗一体多病者要辨证施治，整体治疗，从改善体质入手，首先抓主证。

欲治病先知根。中医认为，人体生理功能正常需要气血流通。人体为一小天地，有一小循环，五脏六腑、三焦经络气血流通，循环不息。可以说人体就是靠气血在供养着，气行血行，气滞血瘀。气血充足，运行通畅，人就会健康长寿，否则人就容易得病。目前众多"多病一体"的中老年人天天大把吃药，身体却越来越差，其根源是气血不足。

《素问·调经论》指出："血气不和，百病乃变化而生。"只要抓住了"气血"这个总的纲领，把气血调顺，治疗各种疾病。来我们推广中心的患者，尤其是中老年患者，常有这种情况：要么说不清什么病，要说就是一大堆，冠心病、三高、胃病、膝关节疼痛等。

比如冠心病患者一般都是畏寒怕冷，夏季轻，冬季重，这是因为阳气衰。中医学非常重视阳气对人生命的重要性，阳气于人如日光一样，不可或缺，阳气不足，则寿命不能长久。现代临床治疗冠心病大都以活血化瘀、扩张血管为主，缺少扶助心阳、增强功能,这对冠心病发作、胸闷气短、心绞痛,虽有一时之效,但不持久,久服活血化瘀中成药易耗气血,心脏功能更弱。所以,治疗冠心病,不可忽视心阳,梅花香灸扶正助阳,正是务本之举。

只有在临证实践中仔细观察,用心体会,不断借鉴前人的经验,在不同案例中找规律,不断分析研究,注意调治前后的对比,对照体质变化,细察肤色、脉象、舌苔及精气神的细微变化,制定精准调理治疗方案,以刘氏圈疗系列疗法配伍组合调节阴阳,标本兼治,方能真正发挥三步法的疗效。

"三步疗法+"是由三种疗法+优化组合配伍而成,其靶向目标一致,可起到疏松疏通、透皮吸收、软坚散结的作用。由于其渗透性强,药力直达病灶,疗法之间互补性强,有叠加功能与疗效。它是针对一体多病及急慢性病证调理治疗的自然疗法。

三步法调理治疗月经不调、腰痛案

刘某,女,48岁。2016年3月17日来我中心求治,自述月经不调,经血少,腰疼3年余,走路稍远即腹痛、困乏。

诊断:观其面色暗黄,有气无力,为肝气郁结、气血失调症状,月经不调及腰腹痛。

调理方案:揉术腰部及小腹;香灸至阳、肺俞、大椎、命门、长强、神阙、关元、气海;贴膏肩颈、肺俞、臀部、小腿、足面及肝、胆、脾、胃相应部位。

调理过程：初次调理时手脚冰凉，香灸无传感，灸时左手排凉汗。第二次调理时香灸命门、长强、神阙、风市、膝关节、委中、足三里、丘墟，手脚出黏汗，内膝盖出汗，灸时刺感明显，命门、神阙无传感，灸显白斑。第三次同上，香灸时毛孔易打开，刺感明显，患者对冷敏感，右手、脖颈、额头、大腿都有排寒现象，感觉小腿轻松。

调理结果：经十余次调理，患者经血量增加，腰痛大为缓解，面色粉红，精气神大为改观。

按语：该患者为虚热型，脾胃阴虚，三步法以去湿化瘀为重点，平衡阴阳，疏通经脉，抓住了根本，因而取效明显。

三步法调理治疗头晕、左半身局部沉麻案

毛某，女，68岁。自述全身乏力，头晕2年，左手麻木3年余，左腿行走沉重无力1年，便秘5年以上，糖尿病4年。2016年6月3日因头晕，左腿行走困难来本中心求治。

既往史：坚持服用降糖药，血糖控制良好。

诊断：头晕，左半身局部沉麻。

调理过程：揉术全身；香灸至阳、肺俞、大椎、命门、长强、神阙；贴膏肺俞、臀部、小腿、脚踝。6月6日第二次调理，揉术不变，香灸命门、长强、神阙、承浆、大椎、风府、涌泉；贴膏肩颈、肺俞、臀部、小腿及肝、胆、脾、胃相应部位。之后到6月底共做十余次调理，调理技法与部位基本与上同。

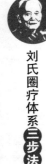

调理结果：初次调理时，经络不通，无传感。之后调理变化逐次递增，患者感觉头晕缓解，左手麻木感消退，双腿走路感觉有力气了。7月6日，患者特地来中心反馈病情好转状况，说自己现在能独自去超市购物了，这是几年来想都不敢想的事情。

按语：该患者属典型瘀堵病患，左半身局部经络不通，造成左手麻木、左下肢沉僵，影响到脏器功能。三步法之揉术疏松、梅花香灸、贴膏，通过表里配穴、左右配穴，从疏松疏通经络入手，化瘀消堵，抓住了根本，因而，仅十余次调理即奏效。

三步法调理治疗头晕、冠心病案

袁某，女，72岁。诉全身乏力，头晕，稍一活动即心慌气短，双下肢疼痛，长期便秘。2016年10月29日来中心求治。

既往史：既往有高血压、冠心病史。

诊断：高血压，冠心病，下肢经络不通。

调理方案：揉术双下肢；香灸至阳、命门、长强、神阙、涌泉；贴膏臀部、小腿、脚踝。第三次香灸时增加了委中、承山二穴。

调理结果：经十余次调理，患者诉身体感觉轻松多了，尤其是调治前身体右侧下肢疼痛问题明显改善。

三步法调理治疗下肢静脉曲张、瘙痒病案

狄某，女，76岁。2017年5月来刘氏圈疗中心求治。主诉行走困难，左腿不能抬起，双腿奇痒难耐。

既往史：静脉曲张20余年，曾手术。

诊断：双下肢静脉蚯蚓状隆起、扩张、迂曲、伴肿胀，出现大片湿疹。因下肢静脉曲张血管不畅通，细胞分解的毒素刺激神经，产生强烈瘙痒感。

调理过程：使用三步法进行调治。第一步揉术其下肢，环跳穴、风市穴、委中穴处都有硬结，十分僵硬，腿部颜色青紫发黑。第二步香灸调理从脚底灸起，初始热传感不好，慢慢地热量上传至小腿，膝盖处有凉风，热量从脚趾传到脊椎处。第三步膏贴双下肢。第一次调理后，老人当即有明显反应，瘙痒程度减轻。坚持调理一个疗程后，腿部痒症完全消失，行走有改善，可不用拐杖自行下楼，并能料理生活事宜。

第三节　常见病调理

一、风寒感冒调理

感冒是一种最常见疾病，一年四季都可发生，尤其是秋冬季最为频繁。人们往往视其为小病，不当回事。但感冒不仅影响人的健康和生活，还会引起严重的并发症。

感冒病名出自《仁斋直指方·诸风》篇，至明清时，多将感冒与伤风互称。病因是由于六淫、时行病毒侵袭人体而致病，病理变化为正气不足，卫外功能减弱，六淫之邪带病毒入侵，若不及时治疗，则有可能引起肺炎、气管炎以及肾炎等并发症。

感冒分很多种类，这里着重讲一下风寒型感冒。中医诊治风寒感冒讲求从本而治，从因而治，而不是对症治疗，就是说，不是简单地针对发烧就降温，针对咳嗽就止咳。中医传统理论认为，调理治疗风寒性感冒，重点是要恢复卫气的卫外功能，其次是要辛温解表、宣肺散寒。

每年秋冬时节，来刘氏圈疗求治的感冒患者较多。患者表现为鼻塞、喷嚏、咳嗽、头痛等一般症状外，还有畏寒、低热、无汗、肌肉疼痛、流清涕、咽喉红肿疼痛等症状。我们运用传统中医外治辨证论治基础为指导，以家传梅花香灸为主，辅以贴膏，以激发经气的活动来调整人体紊乱的生理功能，在长期的临床实践中取得较好效果。

梅花香灸有着天然的温阳实卫、祛风散寒、避秽解毒的功效，对风寒感冒有明确的靶向性和针对性，灸患者印堂、迎香、大椎、风池等穴，片刻阳气蒸腾、卫气运转，寒气立时消散。贴膏后能迅速解除恶寒、鼻塞、清涕、头痛等症状。对于初患风寒感冒者，通常一调见效，较严重者也不过三。

浑身乏力的感冒患者，穴位选择至阳、大椎、风府穴；如果有咳嗽、嗓子疼，再加上肺俞、风门、天突穴；如果感觉前额紧痛、头痛、流鼻涕、打喷嚏、鼻塞，再加上印堂穴和太阳穴。每个穴位香灸 5 分钟左右，灸完贴敷膏。

三步法调理治疗少儿感冒发烧案

（一位年轻母亲的自述）我女儿 8 岁，因风寒感冒发烧。我用刘氏三步法自行调理。按揉了至阳、肺俞、大椎穴以及整个头部。香灸时选择的穴位比较多，因为我不仅想把她的发烧降下来，我还想趁这个机会把她的咳嗽、头痛以及其他的一些问题同步调理好。穴位主要选择的是至阳、肺俞、风门、大椎、风府、天突、印堂、太阳穴。香灸的时候，梅花香的香头开裂得非常厉害，这就说明她体内的风寒比较重。

香灸之后，给她在肺俞、天突穴和额头上贴了药膏。整个调理过程持续了大概两个小时，这时候她的体温基本上已经恢复正常。为了进一步巩固疗效，第二天我又给她调理了一次。按揉、香灸调理之后，再次贴药膏时发现她背部起了很多小疙瘩，并且她感觉非常痒。其实这正是排风排寒的好转反应。此时继续调理，身体状况会得到更快地改善。因此，虽然女儿一再说她很痒，我仍然给她贴了药膏，两天之后才洗掉，皮肤光滑，体温正常，感冒不适感完全消失。

按语：这是一个自医自疗的成功案例。讲述者是一个非常细心的母亲，刘氏三步法掌握得比较好，达到了很好的调理效果。我们有一个重要理念，就是要把好的疗法简单化、标准化，让大家一学就会，一用就灵。这条少儿感冒发烧案例在微信益课堂发布后,很多家有儿童感冒发烧的都参照此法调理,少儿很快退烧康复。大家在公益课堂交流少儿感冒调理心得,推广使用刘氏三步法调理小儿感冒发烧,收到非常好的效果。

二、骨关节病证调理

骨关节病是一种很普遍的疾病,很多人深受骨关节疼痛的困扰,膝关节、肘关节乃至指关节,几乎所有关节都有产生病患引起疼痛的可能。骨关节病是由多种病因引发的一种骨科临床的常见病和多发病,以关节软骨退行性病变和关节周围骨质增生为主要病理改变,主要表现为关节疼痛、肿胀和活动受限,终末期可致患者关节畸形甚至丧失行走能力,以活动多、负重大关节易发,尤其是膝骨关节。它具有发病率高、致残率高的特点,严重影响患者的生活质量。

通常来说,形成骨关节疼痛的原因主要有两种:一种是由于外伤或过度劳损造成。外伤和过度劳损很容易损伤关节滑膜,滑膜受损伤后会产生大量积液,造成关节内压力增高,导致关节疼痛、肿胀、压痛,并有摩擦发涩的声响。还有的是由于活动量过大,导致关节周围的肌肉等软组织劳损,如常见的肩周炎、网球肘等。另外一种是体内经络不通、气血不畅,形成关节周围的"瘀、滞、堵"造成,如关节炎、骨质增生、风湿性关节炎等。

人体的构造是十分精妙,在我们的各个关节之间有软组织保护，而且还有一种叫胶原的物质使关节的摩擦润滑而密切，避免造成关节磨损。当炎症、外伤、劳损等原因使合成软骨成分发生变化，如胶原和黏蛋白异常，会使软骨生长发生异常。软骨很薄、很娇嫩，其表面很容易发生破裂，当关节边缘的骨组织过度生长，便形成骨赘，骨赘引起关节面不平，干扰关节的正常功能，引起疼痛，这就是人们常见的关节部位骨质增生和骨刺摩擦周围组织引起的关节炎。

外伤导致关节周围韧带损伤，如膝关节韧带在膝关节微屈时的稳定性相对较差，受到外力会导致外翻或内翻，有可能引起内侧或外侧副韧带损伤，常见患者膝关节疼痛、肿胀、瘀斑、活动受限。其病理改变为软骨退行性变性和消失，以及关节边缘韧带附着处和软骨骨膜反应性增生骨化后形成骨赘，并由此引起关节疼痛、僵直畸形和功能障碍。

刘氏三步法调理治疗骨关节病证，如颈椎、腰椎、髋、膝、踝、肩、肘、手指等关节，找痛点或症状点，直线近距离在点、线、面按压揉、灸、贴，将寒湿顺点循线到面散出。对于病灶区施以重灸，使梅花香灸直达病灶，找点线面出路，解除患者疼痛困扰，对解除病根有缓解作用。对于肩周炎、腰椎疼痛的病证，则要顺疼痛点找末梢的线，顺线排出寒湿于体外。

通过揉术对骨关节病形成的痛点进行疏松与疏通，再利用梅花香灸热敏效果，调阴升阳，行气活血，疏通经络，温热散寒，既解除了局部病灶的"瘀、滞、堵"，又濡养了筋骨，调节阴阳平衡；最后进行药膏贴敷，由于手工麻纸表面凹凸不平，纤维交错不匀，对于经络具有持续激发和疏通之效，配合药膏本身的透皮吸收，对于骨关节的炎症、炎性渗出及肿胀有收敛吸收作用，同时药膏对于皮肤、毛孔的收缩，可以有效巩固灸疗后的效果，根据个人情况，可保持24~72小时。一揉二灸三贴，一环紧扣一环，环环相扣，步步紧逼，功效叠加，使病灶无处遁形。一般一个疗程（10次，每天一次）过后，骨关节的疼痛即可消失，关节的僵硬明显改善，局部的酸、麻、胀、困均可得到明显缓解；两个疗程之后，以上症状基本消除；三个疗程则可以起到巩固疗效的作用，同时食欲、睡眠、精气神均好转。此法调治骨关节病起效快，即刻止痛效果好，同时适用范围广，对于各类骨关节病均有确切疗效。尤其对于急性骨关节及软组织的扭挫伤效果极佳，短期内痊愈，不留后遗症；对于3月内引发的骨关节病，治愈的可能性较大。针对3年以上较长病程的骨关节病，可结合个人情况，配合圈疗进行治疗。

以下用一例腱鞘炎的调治为例，对刘氏三步调理法的作用机理作以诠释。

首先我们从手部的腕关节、掌指关节、指骨关节及五个指腹的结构入手。这些部位均含有丰富的神经、血管和淋巴管，当这些部位经常受寒、凉因素的刺激时，对整个手部的循环与代谢会产生影响。末梢循环与代谢受阻，就会引发局部血管与淋巴管内的垃圾、毒素及代谢产物（如高浓度钙、高尿酸钠等）的堆积，引发局部的"瘀、滞、堵"，神经的敏感性也随之降低。临床表现则以手部指骨关节的肥大、变形为主，伴有手指的僵硬，无法正常地屈伸等，局部感觉有疼、酸、胀、困、麻、木等。

应用刘氏揉术进行疏松、疏通时，从远端做起，依次对患侧5个掌指关节、9个指间关节及5个指腹一一进行提、按、压、揉后，以指腹敏感处为中心，依次提拉进行左右环转训练。

在进行整个手部的疏松时，局部的神经末梢受到强刺激后，引发神经冲动，并迅速上行传导至心脏。这种强刺激还可以振荡经络中的气血，促进气血运行与淋巴液的回流。此外，这种强刺激可以促进汗腺的分泌，促进毒素外排。这些作用的协同发挥，可以使刘氏揉术发挥很好的疏松与疏通功效。

具体操作中，可视患者指端"瘀、滞、堵"的程度，重复揉术2~3次，直至患者疼痛消失或可以承受；按此法从远端向上，对肘关节和肩关节依次进行疏松与疏通。

揉术结束后，在患者整个胳膊疏松、疏通的基础上，再进行梅花香灸。操作时，按照由近及远的顺序，先灸手部的指腹、指骨关节、掌指关节、大小鱼际及腕关节、肘关节与肩关节。

1. 颈椎病调理

颈椎病主要是由于颈椎长期劳损、骨质增生，或椎间盘脱出、韧带增厚，致使颈椎脊髓、神经根或椎动脉受压，出现一系列功能障碍的临床综合征。

颈椎是脊椎的一部分，为督脉所主，对于常年颈椎疼痛的患者要先调理督脉气血。肾主骨、脾主肌肉、肝主筋，调理肾、脾、肝诸经才能缓解颈椎病过程中的骨质增生、软组织粘连、肌肉紧张痉挛等一系列症状。颈椎关节炎症的表现为头、颈、肩、背、手臂酸痛，颈脖僵硬，活动受限。颈肩酸痛可放射至头枕部和上肢，有的伴有头晕，重者伴有恶心呕吐、卧床不起，少数可有眩晕、猝倒。有的一侧面部发热，有时出汗异常。肩背部沉重感，上肢无力，手指发麻，肢体皮肤感觉减退，手握无力。还有些病人下肢无力，步态不稳，双脚麻木，如踩棉上。

关节部位和脊椎部位相连接的地方有滑膜和软骨垫，当这些组织受到侵害时容易使风寒湿邪入侵，造成骨骼变性，各种骨关节病也随之出现了。滑膜包覆于关节表面是最容易被风寒湿邪侵入的软骨组织，风寒湿邪入侵关节直接腐蚀破坏的是滑膜组织，一旦滑膜受损，骨关节就失去保护屏障，进而破坏内部骨组织引发骨骼变性。滑膜病变在肩部就形成了肩周炎，在颈部就形成颈椎病。

颈椎后方是中空的椎管，里面容纳了娇嫩的脊髓。所以颈椎病的表现就不仅局限于头颈部，常常是牵动全身，后患无穷。想必很多人都受过颈椎疼痛的困扰，颈椎病已成为威胁全民健康的疾病。

三步法以揉术按摩、梅花香灸、贴膏多种调理方式达到通经络、利筋骨、行气血之效。调理3至5个疗程可基本消除颈项强痛、头晕目眩、手臂麻木症状。

第一步揉术大椎、哑门、风池、肺俞穴。

第二步梅花香灸消肿止痛，梅花香灸中独有的远红外热感3分钟可令患病部位的温度提升，使毛孔张开，10分钟药物透皮、透肉、透骨直达骨骼病灶，快速暖骨止痛，可明显感觉到骨头缝里有凉气往外冒。香灸3天后风寒湿邪、骨毒开始排出，病骨从里到外得到清洗，滑膜组织开始修复，滑膜保护屏障慢慢形成，风湿、骨毒不再侵入。痛、麻、酸、胀缓解或消失，晨僵麻木、腰膝酸软、关节肿痛、头晕乏力等现象逐步消除，患病关节逐渐恢复灵活。

第三步贴膏刺激神经末梢，通过反射，扩张血管，促进局部血液循环，改善周围组织营养，达到消肿、消炎的作用。使用30~60天后，体内游走的风、寒、湿、毒聚集到骨关节部位彻底排出体外，滑膜、软骨组织得到修复，腰、腿、颈、肩、手臂等关节活动自如。

颈椎病患者除及时治疗外，平时要加强颈部锻炼。这里介绍一个有效的锻炼方法：每天早晚坚持做刘氏抻筋拔骨操（操法见刘氏圈疗培训教材），操后再做十分钟颈椎养护活动：双手叉腰，放慢呼吸，缓缓低头使下巴尽量接触第一领扣，然后仰头，头部尽量后仰，随后左、右歪头，耳垂尽量达到左右肩峰处左右转颈，颌部尽量接触肩峰。

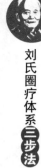

三步法调理治疗颈椎增生压迫案

郭某,男,45岁,渭南人。主诉右侧肩臂发麻,颈椎增生2年,头晕,颈部活动受限,于2017年2月到刘氏圈疗中心调治。

既往史:半年前因右臂发麻、发紧,到当地中医医院治疗,效果不佳。

诊断:颈椎增生压迫神经。

调理过程:三步法调理,揉术上身至颈部,点、压天井、天宗、阳池等穴位;灸大椎、曲池、风池等穴;膏贴肩部、颈部。调治八次,右臂发麻感消失,可轻松活动,睡眠转好。

三步法调理治疗颈椎病案

郭某,男,45岁,住深圳宝安区劳动社村。主诉右侧胳膊发麻15天,后几天加重伴有酸困无力。自述两年前曾患有颈椎病,头晕,颈部活动受限,当时到中医医院理疗、牵引及针灸治疗后明显改善,半年后经常出现右胳膊发凉,偶尔酸困,晚上睡眠差。

既往史:2016年冬末出现右胳膊发麻,短时无力,到中医医院治疗。2017年2月10日来到刘氏圈疗深圳旗舰店求治。

诊断:颈椎病。

调理过程:2月10日首次调理,揉术右侧胳膊、肩膀、肩胛骨至手指,在点、按、揉时局部肌肉有明显僵硬感,患者有酸胀凉感,尤以指腹明显,重点疏松指端,酸胀凉感减轻，局部变温。香灸大椎、肺俞、肩井、天宗、肩胛骨缝，施灸颈椎、肩胛处时出冷汗，且肘关节、手掌及指端排凉风。贴膏：主要贴大椎、双肺俞及右侧胳膊和肩膀。第二次调理，在点、按、揉时，大椎及肩胛区僵硬感减轻，变得柔软并且局部微微出汗，皮表变温。施灸大椎及肩胛区时有热传感向四周扩散，灸肘关节及指端时刺痛感明显，并出现手掌心发汗。贴膏主要贴大椎、双肺俞及右侧胳膊和肩膀以巩固疗效。

调理结果：第一次调理后患者诉右臂明显比左臂轻松，而且夜间发麻症状明显减轻，睡眠有所好转。之后的调理与前大致相同，根据患者病症变化调整"按""灸"穴位。经六次调理后，患者诉右臂活动灵活轻松，发麻症状明显减轻，最为明显的变化是睡眠转好。

按语：患者施灸后感觉一天比一天好转，是因经络一旦打通，活血散瘀、祛湿排寒效果明显，经八次调理后，发麻症状完全消失，睡眠质量提高，眼袋、黑眼圈渐消，嘱其在家坚持自行调理。

2. 肩部疼痛调理

颈肩痛主要痛点在肩关节周围，故称肩周炎，民间也叫作凝肩、漏肩、风肩。起病原因大都是肩关节周围组织，如肌腱、滑囊等受冷冻、外伤、感染所致。其主要症状为颈肩持续疼痛，患侧上肢抬高、旋转、前后摆动受限，遇风遇冷感觉沉重、隐痛。疼痛的特点是一动胳膊就痛，提物、举高都成为困难。发作严重时，疼痛难忍、彻夜不眠。如不及时治疗，有可能发展为关节粘连，患侧上肢变细，无力甚至形成失用性萎缩。

肩周炎一般出现在中老年群为多，中老年关节疏松的人群一定要注意避免重体力劳作。肩周炎的症状通常有以下几个方面：

（1）肩部疼痛

初期肩部呈阵发性疼痛，常为慢性发作，之后疼痛逐渐加剧且呈持续性，气候变化或劳累会使疼痛加重。有时疼痛向颈项及上肢扩散，当肩部偶然受到碰撞或牵拉时，会引起撕裂样剧痛。

（2）肩关节活动受限

肩关节各方向活动均受限，以外展、上举、内旋、外旋更为明显。由于长期废用引起关节囊及肩周软组织的粘连，肌力逐渐下降，加上喙肱韧带固定于缩短的内旋位等因素，使肩关节各方向的主动和被动活动均受限，如梳头、穿衣、洗脸等简单动作都难以完成，屈肘时手不能摸到同侧肩，尤其在手臂后伸时不能完成屈肘动作。

（3）怕冷、怕压

患者肩部极其惧冷，有的患者终年用棉垫包肩，即使在暑天不敢取下，唯恐肩部受风。而多数患者在肩关节周围可触到明显的压痛点，压痛点多在肱二头肌长头肌腱沟处、肩峰下滑囊、喙突、冈上肌附着点等处。

(4) 肌肉痉挛与萎缩

三角肌、冈上肌等肩周围肌肉早期可出现痉挛，晚期可发生失用性肌萎缩，出现肩峰突起，上举不便。

肩周炎的全称是肩关节周围炎。肩部疼痛症是肩关节周围肌肉、肌腱、滑囊和关节囊等软组织的慢性无菌性炎症。炎症导致关节内外粘连，从而影响肩关节的活动。其病变特点是痛点广泛，即疼痛广泛、功能受限广泛、压痛广泛。

刘氏三步法调理肩部疼痛有大量成功案例。

第一步揉术肩井穴、肩髃穴、肩贞穴、肩前穴、秉风穴、曲垣穴、气舍穴等。

第二步梅花香灸消肿止痛。梅花香灸中独有的远红外热感3分钟可令患病部位的温度提升，使毛孔张开，香灸肩井穴、肩髃穴、肩贞穴等穴，10分钟药物即可透皮、透肉、透骨直达骨骼病灶，快速暖骨止痛。香灸3天后风寒湿邪、骨毒开始排出，病骨从里到外得到清洗，滑膜组织开始修复肩部骨关节保护屏障，痛、麻、酸、胀缓解或消失，腰膝酸软、关节肿痛、头晕乏力等现象逐步消除，肩部、手臂关节逐渐恢复灵活。

第三步贴膏刺激神经末梢，通过反射、扩张血管，促进局部血液循环，改善周围组织营养，达到消肿、消炎的作用，巩固香灸调理效果。使用20至30天后，肩部游走的风、寒、湿、毒彻底排出体外，扭伤的软组织得到修复，肩部及手臂等关节活动自如。

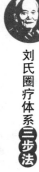

三步法调理治疗颈肩疼痛案一

李某，女，57岁。

患者自述过年期间因频繁外出受凉，身体右侧颈肩疼痛，右侧上肢活动受限，身体寒凉，沉僵，手抖。疼痛严重，如厕困难，生活不能自理，三天不能入睡。于2017年2月6日来本中心求治。

既往史：无。

诊断：外感风寒，上肢局部活动受限。

调理过程：三步法调理。揉术右臂至肩；香灸劳宫、手指关节（重灸）；贴膏双臂至肩。第一次调理后，疼痛有所缓解但不明显。次日揉术之后，香灸劳宫、手指大鱼际之外，增加了曲池、尺泽、天宗穴，贴膏后，患者右臂疼痛减轻，手举轻松。第三次调理香灸时，则以劳宫、手关节、曲池、肩井、肩胛骨及足底为主，灸肩胛骨时热传感直到手心。贴膏亦增加了右侧乳房、小腿及肝、胆、脾、胃相应部位。患者出现短暂过电般抽搐，诉热传感强，有强烈针扎感，胳膊疼痛减轻，睡眠好转。

调理结果：经过三次调理之后，肩颈疼痛明显改善，手抖缓解，之后经过整体调理十余次，右侧肩关节可自如外展、环转、上举，疼痛完全缓解。身体康复。

按语：外感寒凉，局部经络受阻，气血不通，疼痛不适，行动受限。三步法调理此类病患效果明显，加之调理及时，化疾患于无形。

三步法调理治疗颈肩疼痛案二

曹某,女,63 岁,长安人。述腰椎疼痛,行动受限,坐卧不宁。因睡眠不好,导致颈、肩、腰、腿疼痛。于 2016 年 6 月 12 日来中心求治。

既往史:多次到当地医院求治,效果不佳。

诊断:腰椎间盘膨出,颈、肩、腰、腿痛。

调治方案:揉术全身;香灸至阳、肺俞、大椎、命门、长强、神阙、脚趾、涌泉;贴膏膝关节。患者腰椎间盘膨出,长时间活动受限,下肢瘀堵较重,局部经络不通,每次调理时加长施揉时间,香灸注重对配穴的施灸,贴膏至小腿。之后各次调理方法相同。

调治结果:经十余次调理,腰椎疼痛缓解,颈、肩沉重感减轻,腿疼明显缓解,侧卧可保持较好睡眠。患者携药回家,由家人协助自行调理以巩固调治效果。

三步法调理治疗颈肩疼痛案三

张某,女,50 岁,西安人。咳嗽,主诉因感冒引起咳嗽半月余,伴两肩疼痛。两肩酸困,疼痛,乏力,睡眠较差。于 2016 年 3 月 2 日来中心调理。

既往史:患肩周炎三年有余,开春后因感受风寒引起咳嗽,胸痛,颈椎疼痛,曾服药,打针,长时间不见效。

诊断:患肩周炎 3 年,面色暗黄,免疫力差,易感冒。

调理过程:揉术颈部、肩井、双侧上肢;香灸至阳、大

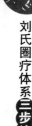

椎、肩井、曲池；贴膏颈肩部、肺俞、双上肢、小腿及肝、胆、脾、胃相应部位。第二次起增加配穴和相关穴，揉术颈部、至阳、肺俞、大椎、肩井、双侧上肢；香灸至阳、大椎、肩井、曲池、肺俞、命门、长强、神阙；贴膏颈肩部、肺俞、双上肢、天突、淋巴、小腿、脚踝。

调理结果：经十次调理，患者述酸困疼痛缓解，双肩轻松，睡眠好转，咳嗽减轻，出汗减少。

三步法调理治疗肩疼案一

梁某，男，55岁。主诉肩膀疼痛已10年有余。10余年前自患有高血压之后就开始出现肩膀疼痛的现象，后来头部抽疼，以至于抽到膻中这个位置。2017年2月19日来本中心调理。

既往史：曾到当地医院医治，服汤药治疗多时，无明显疗效。

诊断：肩疼。

调理过程：揉术以膝关节以下及疼痛点为主，微汗后香灸命门、委中、承山、足底，灸时至阳、膻中均有刺痛感，后期刺痛感直至风池穴附近。贴膏脊柱一条线、小腿及肝、胆、脾、胃相应部位。

调理反应：次日回访，患者诉夜间没有像以往一样疼醒，睡眠好，感觉风池穴附近胀感消失。第二、第三次调理，揉术相同，灸香时刺痛感强，灸后全身出汗。之后各次调理与上大致相同，根据状况对个别穴位作以调整。

调理结果：经过六次调理后，患者感觉背部轻松，刺痛感明显减轻，脖颈紧绷感缓解。疼痛和抽疼的频率大幅降低，脸上皮肤绯红明显消退，精气神大为改观，转为巩固性调理。

三步法调理治疗肩疼案二

王某，女，54岁。主诉头晕，肩疼，夜不能眠，时有眩晕感。既往医诊颈椎病、椎管狭窄压迫左侧颈动脉（细小），4~5颈椎突出。于2017年3月2日来中心求治。

既往史：有过敏性鼻炎、胃炎、腰椎病史。

诊断：椎管狭窄压迫左侧颈动脉（细小），4~5颈椎突出。

调理过程：揉术下肢；香灸大椎、痛点、腰椎；贴膏双肩、小腿及肝、胆、脾、胃相应部位。初次香灸时鼻塞、口渴，颈部有沉重感。灸后有所缓解，灸时左侧胳膊有酸困感，灸后减轻。贴药膏处红肿，身体发痒，颈部疼痛有所减轻。第二次香灸至阳、命门、长强、足三里、三阴交、涌泉。之后共调理九次，症状逐步减轻。

调理结果：肩疼明显缓解，眩晕频次减少，睡眠转好。

三步法调理治疗肩疼案三

张某，女，16岁，住深圳市永丰社区。诉右肩疼，因其主学美术，长时间举臂作画，右肩常有疼痛现象。近期疼痛加剧，频次增加，其母带她去美容院做精油开背，做后轻松一天

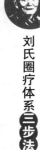

就又恢复原状,感觉效果不明显,来刘氏圈疗深圳旗舰店求治。

既往史:无病史。

诊断:因长期举臂,致肩部肌肉酸痛。

调理过程:揉术右臂、右肩;香灸肩井穴、压痛点;贴膏右侧肩井穴、肩膀。揉术时发现右侧肩胛骨缝有小结节,肩井穴和肺俞穴周边均有小结节,经重复施揉后方施灸。

调理反应及结果:第二、第三次调理,灸香时刺痛感特别明显,灸时刺痛感达到右侧头部,灸完后右侧手心汗珠较多,肩膀疼痛减轻,睡眠有所改善。

调理后三天回访,患者述感觉良好,疼痛明显缓解,作画时无不适感,约时继续调治。

3. 网球肘调理

网球肘,无论是中医还是西医的医生可能都有这样的体会:在为患者调理治疗这种病时总要多费一番口舌,当你诊断对方为网球肘时,患者会莫名其妙地说:不要说网球了,我连乒乓球都不打,怎么会得这种病呢?接下来,无论你怎么解释,患者都不情愿接受这个诊断。可能因为这个病名起得太具体。

实际上,这是一种常见的肘部慢性劳损疾病,明显特征是肱骨外上髁部位疼痛,多数是因肘部反复屈伸和旋前旋后引起肱骨外上髁伸肌总腱的牵拉或者慢性过劳损伤所致,也有的是肘关节意外急性创伤造成，属过劳性综合征。其病理表现为局部炎症、肌肉或韧带的损伤、肱桡关节滑膜的局限性增生、环状韧带的退变等。

以前可能是网球运动员患这种病多一些，便有了这个名称"网球肘"。其医学名称是"肱骨外上髁炎"，发作时，患者肘中部疼痛难忍，手臂抬举困难，手腕和前臂旋转功能受到严重限制，痛苦不堪。多因上肢运动过度，比如羽毛球、乒乓球运动员，一些持久活动上肢的劳动者，甚至做普通家务的一些习惯性动作，都能增加患上这种病的可能。

网球肘部分伤者是一次受到撞击或牵拉出现症状，但大多数是逐渐出现症状。在运动中做某一动作时出现肘关节外侧疼痛，动作停止后疼消，再重复动作时疼痛出现。随着病情发展可转为持续性疼痛，有时会向肘上、肘下放射及患肢突显无力现象。

我们日常临证中发现，很多患者口服西药或打封闭进行治疗，止痛效果好，但不能彻底治愈，出现反复后才来找中医，往往贻误了诊治最佳时机。这种病往往来得急去得慢，如果治疗上只是表面看消炎止痛了，但局部经络扭曲异位并没有改变，形成局部经络不通，病根未除，甚至埋下新的病患。

中医认为，网球肘多数是由于慢性劳损引起的病变，主要原因是筋骨失于濡养、气血虚弱造成，要治本需舒筋活血、滋养筋骨、促进组织恢复，才能达到治愈的目的。依据这个理念，三步法从通经络、活气血入手，辨证施治，对因外伤引起的急发性网球肘患者,以揉术疏松、香灸消炎为主。

患网球肘还有一个原因,就是患者肝肾亏损。如果患者肝肾亏损,就会经常感到头晕目眩,还有耳鸣,腰部会比较酸痛,膝盖发软,舌头发红,而且如果按压脉搏的话,就会发现脉搏会比较细弱。这个时候需要按压的穴位是肝俞、肾俞、三阴交,这几个穴位对于肝肾的调理是很有效果的。

4. 腰肌腰椎调理

腰肌劳损,又称功能性腰痛、慢性下腰损伤、腰臀肌筋膜炎等,实为腰部肌肉及其附着点筋膜或骨膜的慢性损伤性炎症,是腰痛的常见原因之一,主要症状是腰或腰骶部胀痛、酸痛,反复发作,疼痛可随气候变化或劳累程度而变化,如日间劳累加重,休息后可减轻,时轻时重,为临床常见病、多发病,发病因素较多。其日积月累,可使肌纤维变性,甚而少量撕裂,形成瘢痕、纤维索条或粘连,遗留长期慢性腰背痛。

腰椎间盘突出症是临床上较为常见的腰部疾患之一。本病是因为腰椎间盘各部分有不同程度的退行性改变后,在外界因素的作用下椎间盘的纤维环破裂,髓核组织从破裂之处突出于后方或椎管内,导致相邻的组织如脊神经根脊髓等受刺激或压迫,从而产生腰部疼痛或双下肢麻木、疼痛等一系列临床症状。

腰部疼痛无论是骨组织的病变,还是软组织的病变,常见有外伤性腰痛,指由急性外伤移行过来的或反复轻伤所造成的腰部损伤;炎症性腰痛多指椎骨的感染,脊椎骨骨髓炎、软组织中的纤维组织炎、慢性筋膜炎、椎体骨软骨炎、脊椎骨髓炎、类风湿性腰痛等属于此类。还有代谢性疾病所致的腰痛：属于代谢性疾病的有脊柱的骨质疏松（老年性）、骨质软化等。

刘氏三步法首先通过揉术对损伤性部位进行疏松，疏解粘连，然后以梅花香灸作用于人体的十二经脉，追随病灶，开大椎穴3分钟左右，然后顺脊椎（督脉）用立体螺旋灸温通经脉至阳、命门、腰俞、长强，约30分钟以振奋督脉阳气，消散清除经络气血瘀结，从而达祛邪扶正、平衡阴阳、消除疾病之功。贴膏上缘压住两肾俞下缘至腰阳关，下缘与尾骨对齐，两腰内侧缘与脊椎对齐，则进一步温中理气，令药效持久。肾腰部敷贴具有补肾培元、壮骨强肾、清热利湿、通络止痛之效。

在香灸过程中，要个体个疗、辨证施治，灵活运用委中穴。"腰背委中求"，是说用好委中穴对治疗腰背疾病十分有效。香灸委中穴可通络行气、活血化瘀，使经络气血得以正常运行。

三步法调理治疗腰椎间盘突出案

王某，女，76岁，西安市人。自述腰椎间盘突出近20年，时感腰部疼痛，伴酸困，为缓解不适，经常取弯腰佝背体位。于2017年1月到刘氏圈疗中心求治。

既往史：多年来在中西医院均有治疗，治疗过程有所缓解，过后即复原态，缠绵多年。近3个月腰部症状加剧，双腿发沉乏力，严重时需拄拐代步。

诊断：陈旧性腰椎间盘突出。

调理过程：揉腰背部、双下肢；灸腰背部、双下肢；膏贴脊柱、双下肢。调理三个疗程后，可弃拐行走，腰部酸痛感消失。但患者年高体迈，病患已久，需再调理五个疗程以上，方可取得稳固的恢复。

三步法调理治疗腰椎间盘膨出案

权某，男，51岁，西安市人。

主诉：因椎间盘突出致腰痛，活动受限，无法平卧，睡眠极差，头晕乏力。

既往史：腰椎间盘膨出6年，数次求治无明显疗效。

诊断：腰椎间盘膨出。

调理过程：前三次调理揉术双下肢；香灸腰部、颈部、委中、小腿；膏贴整条脊柱、小腿。经四次调治后，腰臀部肌肉逐渐松弛，可平卧入睡。余下的六次调理的总体思路不变，只调理部分穴位。

一个疗程调治结束时，患者反映腰痛解除，夜间睡眠好，精气神转好。离开调理中心时，自购药物回家做巩固性调理。回访得知患者坚持自我调理，腰部无痛感，可平卧入睡，睡眠质量好。

三步法调理治疗腰背疼痛案

行某，男，39岁。

自述因年轻时经常加班和上晚班，过度劳累和体力透支，体瘦、乏力，经常出现后背酸痛，实在难受时，到医院做理疗缓解症状，但工作一忙就会加重。2010年年初，症状加重，以至于不能上班，主要以腰、骶部位的疼痛为主，并伴有腰背部的僵硬感，这种僵硬感以早晨起来较为明显，白天活动后减轻。同时伴有腰部僵硬感和弯腰受限，下蹲困难，有不明原因的跟骨、跖趾关节疼痛。

既往史：2012年到当地医院拍片检查，被诊断为强直性脊柱炎。多年来多次入院治疗，医院多采取服止痛药和理疗缓解。

诊断：2015年6月来我部调理，自述自腰骶部向上蔓延，疼痛加剧，脊柱活动受限。患者显疲劳、乏力、气短、面色淡白、消瘦，携近拍骨盆正位片显示骶髂关节部骨缘模糊不清，尤其发生在髂骨一侧，并伴有关节两侧的斑点状硬化骨形成。

调理过程：三步法+画圈。第一、第二疗程以三步法调治。分别对腰背、髋关节、下肢进行点、按、揉疏松，尤以腰背疼痛感明显，而且肌肉紧张程度高，轻揉至微微出汗。梅花香灸至阳、肺俞、大椎、命门、八髎、长强、神阙，灸命门和八髎有明显的刺烫感，持续施灸后热量层层渗入，患者明显感到腰骶部疼痛缓解，僵硬感减轻，并且皮肤呈现出红白相间的寒湿梅花斑。背部、臀部、大腿、膝盖、小腿、脚踝贴膏。

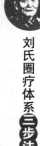

第二个疗程调理中，患者腰背疼痛感明显减轻，肌肉紧张程度降低，能触及脊柱两侧有条索状结节，后期对此处重点揉按；揉至皮肤微热发红，梅花香灸时感到热量层层渗入，且向脊柱和整个臀部传导。患者述腰骶部疼痛缓解，寒湿梅花斑逐渐变小。

第三个疗程采用圈疗，以调脏腑为主，平衡阴阳，增强体质，患者各种症状基本被控制。

按语：该患者腰背疼痛持续多年，采用三步法+圈疗，起到先治表后治本的良效。患者精神状态好，医患配合默契，上班后坚持每周调理一次，并注重有效锻炼，因而恢复良好。

三步法调理治疗腰痛案一

李某，女，50岁，陕西西安人。

自述腰部疼痛五年，月经量少，色暗，经前小腹隐痛，子宫内膜增厚，数次求治中医缓解疼痛。2016年4月腰部疼痛加剧，伴坐骨神经疼痛，左腿发麻影响睡眠，面色暗黄，困乏无力。2016年6月14日来我中心调理。

既往史：医院诊断为腰椎间盘膨出，理疗后短期疼痛缓解，左足背及踝关节抽痛，腰部受限，微活动时沿坐骨神经的方向疼痛加重且有触电样感觉，左下肢无力。

诊断：局部经络不通，气滞血瘀，症状表现为腰疼、坐骨神经疼。

调理过程：揉术腰部、臀部、腿和脚踝；香灸至阳、命门、长强、环跳、脚踝、涌泉；贴膏肺俞、腰臀部、小腿。香灸腰部穴位时久不出汗，寒凝重，灸脚踝，脚趾排凉气。

调理结果：按此法调理五次后，腰部疼痛和受限改善，患者感觉全身轻松。

按语：该患者症状因气血亏虚、气滞血瘀所致，气血不足，气不上盈，血不下达，导致局部经络不通，出现腰部疼痛和坐骨神经疼痛。三步法调气理血、恢复平衡，抓住了根本，所以仅五次调理即见好转。

三步法调理治疗腰痛案二

麦某，女，36岁。深圳人。主诉在银行上班一年后出现腰痛症状，至今10年有余，怀孕时疼痛加剧。

既往史：当地医院诊断为单纯腰肌劳损。曾连续针灸8个月，无明显效果。

于2017年2月16日到刘氏圈疗深圳旗舰店求治。

诊断：腰肌劳损。

调理过程：揉术以腰和腿部为主。香灸命门、长强、委中、承山、涌泉。贴膏腰和腿部。当日晚回访，患者陈述背部没有以前那么紧、那么僵，还是有微疼感。第二次调理揉术相同，香灸命门、肾俞、长强、委中、承山、涌泉。

调理结果：经五次调理，困扰患者多年的腰部困疼现象基本消除，面色红润，肌肤发亮，患者十分满意。

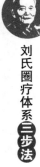

三步法调理治疗颈腰椎疼痛案

司某，女，49岁，西安市人。自述颈腰椎疼痛5年余，偶有头晕不适，左侧肢体发凉，全身乏力。2016年11月9日来刘氏圈疗中心求治。

既往史：无。

诊断：体质寒凉，局部经络不通压迫神经导致颈腰椎疼痛。

调理过程：采用三步法调治，揉术全身，香灸腰、颈部和肩井，膏贴脊椎一条线。经三次调理后，患者反映双侧肢体及指、趾端变暖，睡眠食欲好。完成一个疗程十次调理后，患者精气神明显转好，颈腰椎疼痛消失。之后患者带制剂回家自行做巩固调理，回访其状态良好。

5. 膝关节退行性病变调理

膝关节退行性病变，是骨的退行性病变，多见于老年人的一种慢性关节疾病。其病理特点为关节软骨变性，软骨下骨硬化，形成反应性增生、骨赘。其临床表现为膝关节肿胀、疼痛、行走困难。此病虽发展缓慢，每个病人表现不同，但都面临着膝关节行走功能丧失的危险。

我们知道，膝关节是人体较大、结构组成和功能较复杂的关节，由骨、关节软骨、关节腔内的交叉韧带、半月板、滑液、关节囊和关节外的韧带加固而形成。正常的膝关节表面有一层很薄但十分耐摩擦的透明软骨，光滑而有光泽。这层透明软骨在膝关节的运动功能中十分重要。膝关节在人体中是负重较大和运动较多的关节，因而也是退化较早、损伤较多的关节。人入中年之后，尤其是女性，由于其体内激素水平下降，引起膝关节的透明软骨退化、萎缩，再加上一些轻微的损伤，透明软骨便会出现局部坏死。

目前中医常规治疗是通过按摩、针灸、贴膏等，这些方法可消肿止痛、活血化瘀、舒经通络，解除关节僵硬、疼痛、肿胀的症状，一定程度地恢复膝关节活动功能，但不能从根本上解除。对这一点，患者要有清醒的认识，这种退行性病变成因是极其复杂的，没有什么一蹴而就的方法，要靠自己日常的养护和锻炼，减少膝关节所受的冲击力，避免膝关节进一步磨损。

三步法调理从活血化瘀、消炎除湿入手，找疼痛点，顺点循线到面散出瘀毒。通过对点、线、面按压揉灸贴，将寒湿散出体外。按揉疼痛点，施梅花香灸直达病灶，找点线面出路，解除患者疼痛，恢复下肢活力。香灸过程中体内寒湿通过皮肤排到体表，这是疾病好转的反应，即关节炎症最初是由寒、凉及湿气引发的，在体内积聚过久造成局部的"瘀、滞、堵"，导致关节的粘连、疼痛、肿胀及局部的功能障碍。通过三步法叠加效应，将寒湿排出体表。

三步法调理治疗双下肢关节疼痛案

侯某，女，58岁，家住西安。自述2016年7月份因雨天行路过多，出现膝关节酸困麻痛，后经常疼痛。每热敷疼痛缓解，但一到阴雨天时就会加重，有时伴头昏、头疼。2016年10月因关节疼痛难忍来本中心调理。

既往史：有高血压病史10余年及子宫肌瘤、乳腺增生，皮肤暗黄，乏力。

诊断：外感湿邪，下肢关节疼痛，并有子宫肌瘤、乳腺增生。

调理过程：2016年10月20日，揉术以腰部和膝关节为主，在按、压、揉腰部时发现患者第四、第五节腰椎明显凹陷并且很凉，膝关节有明显结节和压痛点，疼痛向脚部放射，揉按膝关节使局部变温，疏松局部结节，足下出凉汗，患者感觉疼痛缓解。香灸至阳、命门、长强、神阙、涌泉和膝关节为主，施灸中，患者腰部和膝关节灸感明显，自感浑身舒服，述有火针刺入烧痛感和膝关节排寒的气感，局部出现红白相间的寒湿梅花斑。贴膏腰臀部及病灶结节处、膝关节、小腿、脚踝。调理完后浑身轻松，膝关节变温、变软、疼痛缓解。

因患者住地较远，建议三天调理一次。患者体内寒湿、瘀堵严重，整个后背肌肉发硬，呈紧张状态，压痛明显，各关节活动不灵活，尤以膝关节明显。着重全身揉术和疏松调理，以平衡体质，彻底缓解身体"瘀、滞、堵"。揉术疏松后，背部出汗，各关节排寒气，患者说多年来全身从未有过如此轻松。香灸至阳、命门、长强、神阙和膝关节以温经升阳、祛湿排寒。贴膏整个脊柱及臀部、膝关节、小腿、脚踝。

调理结果：经十次调理，患者感觉浑身轻松，膝关节变软，疼痛明显缓解，头昏现象渐消，印堂发亮，面色逐渐红润。

按语：辨证施治，个体个疗，是三步法重要理念。针对患者一体多病的体质状态，对其进行综合调理，针对子宫肌瘤和乳腺增生配合"线绳牵引式排毒法制剂"和刘氏自制药包以培元固本、温宫散寒，进行了一疗程之后，膝关节疼痛痊愈，患者体质明显改变，面色有光泽，血压稳定。患者十分满意，带圈疗制剂回家自行调理稳固效果。

三步法调理治疗下肢抽搐案

王某，女，68岁，住西安市。诉一年来双腿经常抽搐，无规律，每次持续3~4分钟，近期抽搐频繁，影响正常生活。于2016年12月15日来中心求治。

既往史：既往无病史。

诊断：外感寒凉，局部神经抽搐，肌肉痉挛。

调理过程：揉术全身；香灸命门、长强、神阙、中脘、委中、涌泉、脚趾；贴膏臀部、膝关节、委中、小腿、脚踝及肝、胆、脾、胃相应部位。之后共调理十余次，方法相同。

调理结果：三次调理后即有明显改善，患者诉整个下肢感觉轻松，脚抽筋次数明显减少。之后调理十余次，彻底解除双腿抽搐现象，脚趾和右脚边缘局部抽筋也逐步消失。

按语：患者受寒凉刺激，引起肌肉痉挛，这种肌肉自发的

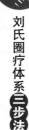

强直性收缩若不能及时调理，会引起重大疾患。

三步法调理治疗双膝疼痛、便秘案

周某，48岁，女，广州人。诉双膝疼痛，头晕，全身乏力，失眠，活动受限，每晚双腿膝盖酸痛。多年便秘，经常性头晕，心前区无力，面色无华。

既往史：脚踝外侧、膝关节疼痛三年，长期便秘。

诊断：膝关节疼痛，便秘。

调理方案：

第一阶段，针对膝关节疼痛的调理：揉术腰部、臀部、膝关节及腹部；香灸命门、八髎、神阙、膝关节及两侧；贴膏腰部、膝关节、小腿。

初次调理时，膝盖有白色线状约10cm左右的排湿斑。香灸热传感渐增，经一周五次调理，膝盖、足底渐温，下肢轻松。

第二阶段，针对便秘的调理用三步法+圈疗。

第一天小圈：第一遍施圈后喉咙涩，感觉有痰，大椎到至阳的位置皮肤发红，天突、整个颈部皮肤发红，第四遍喉咙不适减轻。第五遍时喉咙不适感完全消失，身体感觉不到暖，略微有点冷。这是统调气血、平衡阴阳、排寒祛湿的正常反应。

第二天小圈：皮肤发红部位颜色变淡，额头冒冷汗，出现排异感。香灸：天枢、足三里、三阴交、涌泉，身体温度正常，其他无异常。然后贴膏乳腺、臀部、小腿及肝、胆、脾、胃相应部位。调理完后患者最高兴的是困惑多年的便秘有所改善，身体轻松，睡眠好转。

第三天小圈：后背发红，发痒，起红疹，乳房下溃烂。贴膏：乳房、小腿、膝关节及肝、胆、脾、胃相应部位。身体温度正常，睡眠正常。

第四天小圈：施完圈后背起红疹，发痒，发红，乳房下溃烂，温度基本平衡，颈椎和膝关节疼痛明显改善，圈后灸涌泉，最后贴膏乳房、臀部、膝关节、小腿及肝、胆、脾、胃相应部位。调理后睡眠好，膝关节疼痛减轻，便秘改善。

第五天大圈：乳房溃烂，温度基本平衡，颈椎和膝关节疼痛不明显，大小便正常，香灸涌泉，贴膏乳房、臀部、膝关节、小腿及肝、胆、脾、胃相应部位。调理后睡眠好，膝关节疼痛减轻，全身轻松。

第六天大圈：乳房溃烂稍有好转，温度基本平衡，膝关节还是酸痛，小便正常。香灸委中、膝眼。贴膏乳房、肩井、肺俞、臀部、膝关节、小腿及肝、胆、脾、胃相应部位。

第七天大圈：因为排毒腰部和乳房处出现红疹发痒，所以影响睡眠，前半夜休息不太好。便秘现象得以根本性的改变，膝关节、颈椎酸痛不适感均改善。

按语：这是一例成功的刘氏三步法＋圈疗调治案，调治过程彰显了三步法抓主症、分阶段、靶向明确、多效应叠加的特征，患者各种症状都有改善。初来时面色无华，现面色红润，睡眠改善，大小便正常，膝关节疼痛缓解。为了巩固疗效，患者带制剂回家继续调理。

三步法调理治疗右膝关节半月板损伤案

刘某，男，79岁，西安市人。自述半年前外出旅游时右侧膝关节突发疼痛，伴关节红肿，无法下蹲，行走不便。于2016年11月23日来刘氏圈疗中心求治。

既往史：医院检查提示为右侧膝关节退行性病变，关节腔内有积液，多方求治，疗效欠佳。

诊断：右膝关节半月板损伤。现患者右侧关节肿痛明显，走路跛行，上下楼困难。

调理过程：三步法调理，揉、灸、贴二个疗程。

第一疗程结束，右侧膝关节疼痛消除，肿胀明显减轻，走路轻松。第二疗程结束，右侧膝关节内侧肿胀消除，走路轻松，无跛行，上下楼不再费力。

三步法调理治疗滑膜炎病案

高某，女，52岁，陕西延安人。主诉左膝关节疼痛，行走不便已2月余。

于2017年3月来刘氏圈疗调理中心求治。

诊断：西京医院出具诊断书确诊为滑膜炎。

既往史：患者有腿痛史，数月前拔火罐误操作，加重疼痛，膝关节出现肿胀，多次求医无明显改善。

调理过程：运用刘氏三步调理法进行调理。患者体质多湿，两腿沉重，膝关节部位瘀肿明显。在揉术按压的过程中，发现患者左侧膝关节委中穴处有个核桃大的结节，左侧大腿上的筋特别硬，按压两侧委中穴处时患者反应特别强烈，疼痛难忍。揉术过程中患者全身出汗。香灸时热传感较差，刺痛感明显。随后对病灶处和重点穴位处贴膏。调理2天后回访，患者述疼痛有所减轻，最明显的变化是肿胀消退，行走感觉轻松。

之后的调理根据症状变化不断调整香灸部位。重灸脚部近一小时后出现热感和针刺感，针刺感尤其强烈，手心、脚心、腰部均有较为明显的黏汗渗出。第七次调理后，高女士述膝关节疼痛基本消除，下肢整体感觉轻松，能较长时间行走，能缓慢爬楼梯。

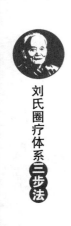

后 记
——走出国门的思考

中医走出国门,是近年比较热门的话题。

作为东方文明的优秀代表,中医药对人类健康事业的重要作用越来越引起世界各国的关注,人们在了解认识中医药强大治疗调治效果的同时,也认识到中医药的文化魅力和修身养性的特殊功效,可以说,中医药在国际上的威望和关注度越来越高。

2016年,全国卫生与健康大会上,习总书记强调:"要着力推动中医药振兴发展,坚持中西医并重,推动中医药和西医药相互补充、协调发展,努力实现中医药健康养生文化的创造性转化、创新性发展。"2016年6月13日,习近平主席对来访的德国总理默克尔表示,支持深化两国在传统中医药等领域的合作。随着"一带一路"倡议的推进,丝绸之路沿线国家的人民对中医药服务逐步接受和应用,中医药迈上国内国外双重发展的快车道。

在国家振兴中医药的大好形势下,刘氏圈疗也迎来了走出国门交流推广的重大机遇——2016年9月下旬和10月下旬,刘氏圈疗相继到俄罗斯圣彼得堡市和韩国首尔、光州等城市进行中医药疗法展示和交流活动。我们的中医药外治刘氏三步法深受欢迎,两国相关医院和企业相继与我们签署了合作协议。

我们这样一个民间团体带着家传技法第一次走出国门,在俄罗斯和韩国,我们与国际领先水平的专科医院的医师、专家讨论如何推进中西医结合。每到一处,无论是专科医院、老年会所,还是民间社团,我们的展示都赢得关注。尤其是经我们调理治疗的近百个慢性病患者都有明显的疗效,在民间引起很大反响。

刘氏圈疗出国的历程是短暂的,未来的合作和产生的影响以及给人留下的思考却是长远的。在俄罗斯、韩国,有一个明显的感受,那就是无论是政府官员、医学专业人士,还是民间百姓,对我国中医都持一种期待的态度,对我们这个家传百年的中医药外治疗法高度信任和重视,使我对刘氏三步法的未来充满了信心,也引发了我对中医走出国门、中医如何更好地服务于人类健康事业的思考,并以后记的形式记录于此,与广大读者分享。

一、俄罗斯,对中医甚为期待

2016年9月下旬,我和陕药促进会负责人带着刘氏圈疗团队到俄罗斯,在圣彼得堡市风湿病专科医院与俄方相关人员进行了为期三天的中西医文化交流。

9月22日,在俄罗斯圣彼得堡风湿专科医院,俄方列宁格勒前市委书记、医院董事会主席霍德列夫等人安排了欢迎仪式并与我们进行了首次交流。

霍德列夫是中国的老朋友,前苏联时,任列宁格勒市委书记期间为中俄友好发展做出了很多贡献,曾七次受到邓小平同志接见。他风趣地介绍自己是"霍同志",热情地说:"你们在圣彼得堡的时间比较短,所以我们会安排紧凑一些。明天我们要去参观一个国立大学,我们的奥林匹克体育用药就出自这里,明天我们就去参观这个中心。你们知道,我们俄罗斯的田径运动员水平是比较高的,但这些运动员们的关节也有问题,而你们擅长调理治疗骨关节病,所以我们有很多机会可以合作。圣彼得堡的天气不太好,希望我们的热情能让你们感觉好一些。以后我们肯定会有更多的交流。比如说,我自己就有肩膀疼的问题,已经持续两个月了,还没治疗好,希望能得到你们神秘的药膏,哪怕我自己贴都行。"

霍德列夫风趣的开场白一下子消除了我们初次见面的陌生感,拉近了距离。在大家的笑声和掌声中,"霍同志"接着说道:"今天是第一次见面,但肯定不是最后一次。我们有互相交流、增进友谊的愿望,有非常好的基础,肯定有很好的前景。作为这家医院的董事会主席,我提出的目标和任务是,要让整个俄罗斯知道我们医院。希望我们医院借本次机会有所提高,现在已经很有名,希望未来会更有名。"

接着,圣彼得堡市市政府医药保健副市长助理沙里波瓦圣说:"我们和中国中医方面的交流在不断发展。我们经常说有两种治疗方法,一种是中医,是东方的,另一种是西医,但是不管用什么治疗方法，都有同样的目的，那就是给予一个人健康，一个人只有健康了才会幸福。今天有很多先进技术和国际间的合作，但依靠家族几代人传承的用心研究的中医治疗方法，只有中国有，所以说我们很重视这个机会。你们的疗法有着一百年多年的历史，经过好几代人的潜心研究，经过时间和临床的检验，所以我们很羡慕你们的经验。我和霍德列夫先生有一样的想法，将一个新的中医中心创建在圣彼得堡。"

下午，院方安排了刘氏圈疗技法展示体验，前来体验的是部分住院患者和院方工作人员，以腰椎、颈椎等骨关节疼痛为主。第一位是一个肩关节疼痛的住院病人，一位六十多岁的老人，肩关节疼痛已多年，情况较为严重。我以揉术按压为主进行揉术疏松，经一番按、压、揉之后，老人试探着活动胳膊，连续抬了几次后高兴地喊了起来，并对着镜头连竖大拇指。翻译告诉我，他说的是"我的胳膊能抬起来了，不疼啦！"

老人的良好反应打消了所有人的顾虑，纷纷要求体验，连院方一些医务人员也纷纷前来求治，以至于刘氏圈疗所有工作人员全部上阵也应接不暇，连带队的陕药促进会周会长也客串起助手的角色。电疗室人头攒动，气氛热烈，一些颈椎、腰椎不适者因当场见效而倍感神奇，不断发出惊叹。

实践出真知，效果做验证。这是刘氏圈疗中医药特色疗法第一次在国外展示，经调理的十几个患者都感到了良好反应，有人惊奇地拿起我们的梅花香和康复膏细细打量，对这种药的神奇作用十分好奇；有人兴奋地对院方人员说着什么。他们真

后记

正体会到了中国家族世传的、特色的中医民间技法,为之叫好。这不仅仅是刘氏圈疗的成功,更是对中国中医民间传承技艺的认可!

9月23日,在霍同志和圣彼得堡风湿病专科医院院长伊纳莫瓦陪同下,我们分别参观了国立圣彼得堡体育大学和圣彼得堡心血管专科医院。

参观国立圣彼得堡体育大学时,老校长从拳击科学研究层面、从运动方面、从保健方面等多个层面和我们交流。

参观心血管专科医院时,克罗匹耶夫先生热情地说:"非常欢迎你们的到来。在圣彼得堡,想接受中医治疗的人大有人在。两国多年的友谊有历史传承,尤其是两国这种合作伙伴关系建立以来,为两国提供了更多的机会和条件进行不同层面的接触,我相信中医进入圣彼得堡或者俄罗斯人到中国就医都是一种非常好的发展前景。我们的理念有四个方面,一是医病救人,二是教育,三是科研,四是创新。现在我们共有5000多在职人员,3000多医师,650人专门从事科研工作,60多个实验室。尽管我们有着科学的研究体系,俄罗斯有着传统的各种各样的方法,但是在康复方面如果能有更多中医方面的方法也是对我们治疗方法的一种补充。每年我们会有2500次心脏手术,我们的心脏手术水平位于世界前列。我们是以西医手术为主,世界上还有其他的传统治疗方法,需要我们能去借鉴和推广。2010年我们开始进行移植心脏的手术,而且我们还做大脑移植。"

二、医学创新，共同关注的话题

负责心血管专科医院创新发展的马力克夫先生说："实践已经证明，创新这件事，在医疗领域走得最慢。一个创新方案、一种理念，或者是一种方法，在医疗上能够真正落实的话，至少需要10年以上的时间。理论推出后到落实，中间的这个断代我们把它叫作'死亡区'，但是这个'死亡区'的时间太长了。所以我们并不是完全创新一个东西，更重要的是把创新的理念和方法更快地让它投入到实践中应用。因为我们这个创新过程是分几个阶段的，第一个阶段是先创新理念或方法，完成之后马上进行临床实践。临床实践达到一定效果，马上进行普及推广。我们一直有与中国多方面合作的愿望，因为我们知道神秘的中医潜力巨大，也早耳闻一些中国的中医取得了一些西医所没有达到的疗效。所以，对你们的到来我们是抱以厚望的！"

马力克夫说到一个重要问题，医学的创新难，但他还不知道的是，中医的创新更是难上加难！不同的国度、不同的种族思考的是同一个问题。他讲到那个"死亡区"的概念在中医界可能会更长！然而，这个话题太沉重、太大，不适于这种场合讨论，因而，我只是就中医药治病的普遍原理和刘氏三步法的基本方法谈了自己的认识。

"中医与西医的区别在于，中医是从整体调治着手，把人看作一个整体，根据每个人不同的身体状况，运用药物进行调理。我们家族的疗法与中医的内服药的方法又有所区别，我们是一种外治疗法，利用透皮吸收，达到软坚散结之效。我们国家也在谈创新，我们的疗法在中医领域就是一个创新的传承项目，是在传承我们家族疗法的基础上进行创新的一种疗法。我们认为人体内的"瘀、滞、堵"是形成心脑血管疾病的主要因素，我们的疗法是一种全面疗法，我们在心血管疾病的调理治疗方面做了大量的探索，也有多年的调治经验和确切疗效，主要的调治手段是活血化瘀，与西医相同的一点就是为身体找平衡。

心血管系统确实是一个很大的系统，中医在几千年的调理治疗过程中，在心血管疾病方面做得很多，治疗的方法也很多，但是我们的方法是一种内病外治的特殊疗法，我们在调理治疗过程中，发现人体内的寒与湿造成的瘀堵对心血管的影响很大，我们采取的方法是上病下治。比如很多脑血管的问题我们就会调治下肢，因为下肢的血液循环不畅造成了心血管的堵塞。我们本次之行主要是为了展示一下我们为心血管病人进行调理的方法和过程。

贵医院刚提到理念与方法的推广过程，与我们追求的目标是相同的。我们与西医的这种交流还是比较少，希望我们的这种调理治疗方法能与贵院的实践研究结合起来，就像我们昨天与风湿病医院的院长合作一样，都是在寻找一种更好的方法，只要找到解决问题的方法，自然就会找到系统与规律。"

交流中，俄罗斯圣彼得堡风湿病专科医院院长伊纳莫瓦曾问道:"中医家族企业都是民族的财富,一般来讲,国家是不允许传播出来,如果这样的话,会不会影响合作?"

我肯定地告诉他:"医学无国界,我国现在支持中医药在国际的推广,不会影响合作。"

"霍同志"也向我提了一个重要的问题:"我知道中国人擅长的中医是经验科学,而西医更多的是物理科学。同样治病的话,靠数据来验证,这是一个非常难的任务。因为西医靠数据,而中医是没有这个基础,很难在这方面出数据。我对这个很感兴趣,你们是如何取得这方面的数据?"

这个问题说到要害!几年来,我们对刘氏三步法技术操作标准不断进行规范,通过和某医科院校展开合作,与较高规格的中医院合作,做了各种努力,力图形成技术标准、检验数据,但刘氏三步法这个已被大量临证检验且效果良好的方法还不能尽快进入医疗、保健主流,不能更大范围地服务于社会健康事业,使我常常有一种遗憾。

当然,这些话不宜对他们讲,我告诉他们:"我们正在进行这方面的工作,早上还与风湿病医院的院长探讨过这个问题,可以用指标进行研究,因为现在中西医已经打破这个界限了。在中国也一样,中医也在学习西医,西医也在学习中医,中西医结合,在实际验证过程中,我们可以进行中医实践,西医进行数据研究,从而达到一种全新的'中西医结合'。"

"霍同志"紧接着提到了一个重要而尖锐的问题:如何用科学的手段检验中医药疗法的成效?这也是我们目前面临的首

要问题。刘氏三步法要进一步和西医先进的科学检测手段合作，使三步法技术更加科学、更加精准，从医学理念上有更新的创造与发展。这次俄方的心脑血管研究机构主动提出和我们合作，证明了新医学研究的需要，人类疾病预防控制研究的需要。

面对代表世界高医学水准的专科医院的专家们的提问，我从中西医在理念、方法和创新上的一致性谈起，告诉他们：观念的融合才是首位。我们中医是把人看作一个整体，根据人体质的不同，运用外治疗法通过透皮吸收，软坚散结，活血化瘀，因为"瘀、滞、堵"是引发心血管疾病的主要因素。本着"痛则不通，通则不痛"和"小腿是人体第二心脏"的认知，以上病下治为原则，以刘氏三步调理法进行调治……

伊纳莫瓦院长提问道："你刚才讲中医是一个整体的调理，不像我们西医是头疼医头，脚疼医脚。但是我们面对的是心血管方面的病人，如果心血管病人要整体调理的话，需要什么理论和方法？"

我简要讲了中医的调理治疗方法："我们其实是从经络、经脉和筋骨来进行调理，中医有句话叫作'通则不痛，痛则不通'。我们把人体看作两个部分，臀部以上和臀部以下。因为臀部这个部位容易受凉，瘀结、瘀堵，所以下肢的血液流通受影响，造成心脏问题。我们把小腿看作人体的第二心脏，当下肢寒凉的时候，下肢血液的温度较低，回流到心脏时，对心脑血管造成影响。我们的三步法首先是揉术，对身体进行疏松；

然后是香灸，利用红外热效应清瘀化堵；最后进行贴膏，除湿利水，扶正祛邪。我们家族几代人研究的核心就是这种调理治疗方法，它的特点是完全运用外治方法，不服药，杜绝副作用。"

作为极少接触中医的现代化程度很高的专科医院的专家们，他们也许只能听懂或者说只愿接受很少一部分吧，但中西医文化在思想观念、方式方法、创新发展等方面理念的融合，通过沟通与交流，是完全可以共同推进人类健康事业发展。

三、民间技法，展示中医的神奇

2016年月10月下旬，我带着刘氏圈疗团队在韩国首尔、光州等地进行了交流和展示。

在韩国的行程安排得很紧，一周的历程，安排了七场参观、走访、交流、调理治疗活动，每到一处都有病人等着，每到一处都是进行紧张的调理治疗。时间紧迫，步履匆匆，可以说，在韩国的每一天都是争分夺秒，我们尽量抢时间多调理治疗几个患者，但还是应接不暇，就连很晚回到酒店，门前还等着希望得到调理治疗的人。他们拖着病身眼巴巴地期待着，让人不忍拒绝，不忍让他们失望。我只好用夜晚的时间尽量多调理几个病人，在韩国的六七个晚上，我每天入睡都在子夜一点以后。

在韩国我们共调理治疗病人98个，没有一例不良反应。

我们所接触的医务工作者和患者都流露出一种对中医的信任和渴望。尤其是来往较多的市长助理、南博士、李会长、金东锡院长等对我们的技法极其看重,我从他们眼中看到了信任和期待。我想,是博大精深的中医医道感动了他们,是我们三步调理外治技法的精妙技术征服了他们。论医疗条件、硬件设施、药物,我们都比不上人家,但我们以工匠精神代代相传的民间技法是他们所没有的,是他们对中医钦慕并信任的基础。

10月23日,我们与首尔九抡Group全球合成物流企业进行一次对话、交流、展示。企业负责人李会长把活动安排在他们企业管理的一家医院内,前来参加交流的还有韩国整形外科医生协会的南成翰博士、名门疗养院院长金东锡博士以及几位企业高管。

双方简要介绍过后,李会长说:"我得知刘氏圈疗来韩的消息后很期待这次交流,我对这种不吃药、不打针的外治疗法十分好奇,非常希望能够亲眼见证一下这种疗法的神奇功效。"

听到这句话,我稍稍有一点震惊,没料到还没有进行交流熟悉的过程,就提出要我们展示。只见翻译指着一位中年女士说道:"我们公司的吴部长因为腰痛不能平躺已长达15年,每日只能侧卧着睡觉,这种痛苦大家可想而知。我,还有女士吴本人,想请刘应凯先生现场调治一下,可以吗?"

人家这是要现场考察刘氏圈疗,俗称"叫板",虽然问你可以吗，但是没有选择。我微微一笑，用目光打量吴女士，50岁左右，阴虚型体质，有轻度内瘀。

吴女士很快换好衣服俯卧在调理床上。我查看其后侧腰背部，发现其第二、第三腰椎处明显下陷，臀部明显后翘。轻触腰下陷处时，吴女士连连呼痛。"腰疼委中求"，我用家传疏松揉术从臀部至趾指尖，循经脉、筋经、肌肉、神经的走向，由上到下，循序渐进按、捏、揉、压。其间，吴女士时不时因疼痛而呼叫，我嘱咐她：放松！放松！深呼吸！

疏松过程用了40分钟，接着，我让吴女士侧卧屈身，与助手一起对其腰腹和足底进行香灸。20分钟后，她神情松弛，连连说身上很温暖、很舒服。

我披上外套，轻轻说道："好了！你可以起来了，到外间平躺着试试。"

此时，整个大厅静谧无声，所有人的目光都盯着吴女士。只见吴女士起身穿上鞋子来到外间，动作麻利地平躺在铺在地板上的一块垫子上，迅速坐了起来，又平躺下去。她有几分惊异地打量自己的身体，看看地上的垫子，仿佛此时她才意识到自己能够平躺了，于是，再一次坐起、再躺下。如是几次后，吴女士确信自己真的能平躺了，这才兴奋地大喊起来："我能平躺了！真的能平躺了！"

随着这一声喊，静谧许久的大厅一下子沸腾了，所有人都不约而同地鼓起掌来。李会长握住我的手，激动之情无以言表，一遍遍重复着："谢谢！谢谢！"

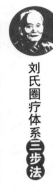

金博士一直在我身旁细细观察，此刻惊诧地看着走到他面前的吴女士，拿起一支我们的梅花香上下打量，兀自念叨着："神奇！神奇！"

温文儒雅的南博士说了一句："我十分羡慕你！"从他那真诚的表情里我解读到作为一个医务工作者，他也多么希望有这一刻啊。

四、治病救人，医道大同

韩国名门疗养医院与我们签署了友好交流备忘录，双方从医学研究、医药开发及学术交流、人员交流、技术培训等四个方面达成了友好合作意向，并很快开始推进各项合作。

次日，上午十一时，光州市南区崔区长盛情宴请我们圈疗团队，李会长亲自开车送我们到全罗南道最好的韩式餐厅赴宴。崔区长脸上一直洋溢着笑容，亲切友好地介绍了全罗南道餐饮的特色，一再热情地给大家布菜、敬酒。临近尾声，崔区长提出了一个请求，希望我能为他的家人调治一下身体。尽管下午的行程紧凑，但我没有丝毫犹豫就应了下来。

按当日安排，我们下午二时许从全罗南道出发赶赴益山市，下午三时与益山市市长进行了简短的会谈。市长表示益山也是中药的故乡，欢迎刘氏圈疗来益山发展。

然后我们去参观益山圆光大学，这所大学是韩国首屈一指的文化学术中心，位于校内的附属医院是一所居世界先进水平的中西医结合大型综合教学医院。在这里，我们与院方相关专家、医师就合作的意愿和方向进行了会谈。

在益山市的重要安排是到老年会馆为患有慢性病的老人调理治疗。益山市金马面箕阳里老人会馆是一个中小型养老院。这里和我们的国情相似,很多老人们辛苦劳作一辈子,子女长大成人后外出工作,老人们大都故土难离不愿随子女住到城市,只能自己料理生活。随着年龄的增长,老人们大多都患有各种慢性病,如腰腿疼痛等骨关节问题,有的甚至佝偻着腰背,受病痛煎熬,晚景凄凉。这种问题已成为普遍的社会问题。

我们赶到时,十余位老人已经围坐在调治床周围,满怀渴望等待着调治。我先为几位重症患者作了检查,为老人们逐一制定了具体的调治方案。大家抬来四张小饭桌,拼接成两张简易床,铺上被褥,便开始了紧张的调治。

一揉二灸三贴膏,每一位老人都需要相当长的时间。由于我们要连夜从益山赶到首尔,原计划调治到晚上六时就要出发的,但看到老人们企盼的眼神,又怎能放得下呢?离开的时间一再延迟,还是有几位老人没排上。

授人以鱼不如授人以渔!我当即命工作人员先手把手地教会院里的工作人员,让他们掌握了基本操作方法,把每位老人香灸的穴位一一进行标注,然后把剩余的梅花香和药膏全部留了下来,直到六时四十分才离开老年会馆。其他人赶往首尔,我又带着助手匆匆赶往光州,去为崔区长的家人调治身体。这天晚上,我直到凌晨五时才回到酒店。只因答应了崔区长,只因一个承诺。

次日又是一天紧张的奔波、紧张的调治，我直到晚上九点多才在大雨滂沱中回到住所。名门疗养院院长金博士陪我一起回来，我们到房间门口却发现，有3位病人在等候，他们身上都已被雨淋湿。金博士一问才知道，他们听说中国来的刘氏圈疗团队在当地为百姓治疗，便打听到住址自己找来求治。

金博士有些为难地说："刘先生已经累了一天了，你们明天再来吧。"

但我当即打开房门，把他们让进屋，毫不犹豫地立即开始为他们治疗。我把一条被子铺在地上，让年长的一位先躺下。这是一张熟悉的面孔，两天前在名门疗养医院曾为他调理过，是一位肝癌患者。他通过金博士告诉我："第一次您为我调治后，别人都说我的气色好多了。十分感谢！"

我微笑着对他进行揉术疏松，使他全身放松下来，由助手为其香灸。我又开始为下一位网球肘患者调治，找到痛点，一番局部疏松后开始香灸。最后一位患者是腰椎间盘突出造成的坐骨神经压迫症状，腰腿痛以至一侧跛行。患者平躺后，我重点对其下肢进行了疏松，十五分钟后患者站起来行走，连说好多了……由于住所是韩国传统的地坑，患者躺在地坑上，我为其调治时只能跪在一旁。我年已七旬，弯腰弓背地围着患者做揉术，感到别扭和吃力，额头、双鬓、口唇周围布满了汗水。金博士为我擦去汗水，由衷地说："刘先生，您不仅医术高超，而且医德高尚,令我深深佩服!"

患者离去时已是深夜,雨越下越大。这个晚上我与金博士谈了很多,关于中西医文化的理念,关于双方的合作,关于未来的前景……

三天后,韩国名门疗养医院与陕西刘氏圈疗推广中心的友好交流备忘录签署仪式隆重举行。

双方友好合作关系的缔结,进一步扩大了中韩中医药文化交流的领域,加强了科研成果、人员互访及技术培训方面的紧密合作,促进了两国间友好关系的发展,尤其在癌症领域的强强联手,将会是一次重大的医学创新和突破,对于构筑中韩中医药交流与发展的模式做出了大胆有益的探索和尝试。这亦是陕西刘氏圈疗推广中心对海外市场的又一次成功进军,是刘氏家族近百年传承岐黄文化的深厚积淀和"简、便、廉、效"特色家传绝技成功的展示。

五、异国收徒,光大岐黄

2017年1月14日,刘氏圈疗推广中心在西安建国饭店举行了传统的收徒拜师仪式,我正式接收韩国大名疗养院院长金东锡博士为徒。他们对此极为重视,组织了重量级的嘉宾团队,前来参加仪式的有:韩国每日放送李锺洛会长、金序荣本部长、韩国南部大学洪性均教授、THE&KOREA 李柱容 CEO、BioActs 罗锺柱代表、SH 系统医疗机器郑炫代表、韩国名门疗养医院金爱花中药师。

金东锡博士拜师的愿望早在我们在韩期间就有所流露，但我没想到他的心意如此真切。我们回国不久，金博士又一次表达了他的愿望。当时，我心里还是有几分犹豫和担忧，金东锡是一位年轻有为的院长，又是一个医学知识渊博的博士，而我，一个年近七旬的民间中医药传承者，给博士当师傅，我能教人家什么呢？但他执意要拜我为师，使我非常感动，他崇拜的是中华岐黄文化，师承的是共同促进人类健康事业的大业。

两次出国展示与交流，增强了我的信心。在俄罗斯和韩国，刘氏圈疗经受了检验，为国家争了光，为民间中医争了光。新年开年之际，我又收下一个博士徒弟，从此，刘氏圈疗的推广传承又增加了一份重要的力量。

随着与韩国的合作全面推进，2017 年 8 月下旬，我带领团队又一次赴韩展示刘氏三步法技法并洽谈驻韩刘氏圈疗协会选址等相关事宜。

名门疗养医院举办了欢迎仪式，院长金东锡与我已结师徒之缘，见面时分外亲切。欢迎仪式的重头戏是现场诊治，临时诊疗室旁早已挤满了候诊的患者。

第一位就诊的是一位卵巢癌术后 2 年的患者，自述颈椎疼痛不适，我触诊时发现，除颈椎的压痛明显之外，患者右侧身体的压痛反应最为明显：右侧肩井、右侧腹部、右侧腹股沟淋巴结。我以揉术进行疏松与疏通后，患者痛感明显减轻，然后由调理师施以香灸和贴膏。

由于去年圈疗在韩国给大家留下非常好的印象,加之李会长夫人乳腺癌术后到西安刘氏圈疗中心调理治疗,取得巨大成功,因此,前来求诊的人非常多,尤其是乳腺癌术后及子宫癌、卵巢癌等附件癌、胃癌、肠癌患者,皆闻讯而来。此外还有慕名前来的一些社会人士,如光州体育协会的金会长、光州超市店长与光州地产商、当地议会的姜议长等,他们均是运动时不慎造成肩肘部与腰部肌肉或软组织受伤,长期活动受限与局部疼痛,病程从几个月到二十多年不等。

我为十来个癌症患者进行诊断制定了调治方案,为金会长等人做了简单的揉术处理,他们感觉沉僵已久、隐隐作痛的肩臂恢复了活力。当晚金会长告诉我,他当天下午就跑到高尔夫球场打了一场高尔夫,挥杆时手臂灵活有力,高兴地逢人就夸中国的刘氏圈疗太神了。

在连续诊治23个患者之后,又应一位区长邀请到家中为其夫人调治胃部疾患。区长夫人看上去精神萎靡,双目无光。自诉乏力头晕,无食欲,胃胀不适。这是典型的虚寒体质,脾胃虚寒,四肢厥冷,体质虚弱,我为其制定了以脾胃调理、四肢末梢的调理配合背部督脉的调理方案,扶阴助阳,祛除体内寒湿之气,提高自身免疫力。

次日,在李会长夫妇的陪同下,我在光州区新区进行了刘氏圈疗协会在韩国办公地点的选址,又赶场似地为当地的名流进行调治,尤其为国会姜议员的调治堪称完美。因姜议员的夫人因偏头痛和脑梗曾找我进行调治,感觉十分有效,听到夫人如此推崇刘氏圈疗的疗法，姜议员推掉了手头工作，特意赶到李会长办公室进行身体的调治。

光州的三天行程，充实而又忙碌，刘氏圈疗团队以其精湛的技术和显著的疗效征服了现场的每一个人，亦以崇高的医德和敬业精神感染了现场的每一个人。

"家有梧桐树，自有凤凰来"。短短五天的时间，刘氏圈疗成功"圈粉"无数，在韩国揪起一场圈疗热，所到之处，总有人询问制剂在哪买？技术在哪学？

这次主要接待我们的是李会长和夫人，为了赶时间，其夫人亲自为我们开车，连续奔波五个多小时。但你能想到吗？她就是那位乳腺癌手术后不愿在韩做化疗，不远千里到中国寻找刘氏圈疗的患者，经我们精心的调理治疗，现在康复良好，完全恢复了优雅的职业女性的风采。这是最令人欣慰的。

在韩国，刘氏圈疗团队展现了实实在在的工匠精神，征服了众多的患者和合作者，从而打开了国际市场的大门。目前，刘氏圈疗协会在韩选址已确立，刘氏梅花香、刘氏药膏等制剂正在陆续办理相关手续，其韩文宣传资料正在积极翻译准备中……

刘氏圈疗走出国门取得成功，是基于我国几千年来深厚博大的中医传统文化。正如德国中医学家波克特所言："中医是成熟的科学。"是啊，从《黄帝内经》到《神农本草经》到《伤寒杂病论》等医学典籍，形成了完整的中医理论体系，而且很早就有了自己的药物学专著，确立了中医辨证施治理论体系与治疗原则。这是中国人智慧的结晶，也是全人类的宝贵财富，我们中医工作者有责任把这份宝贵遗产传承下去，发扬光大！

当代人类不能没有中医，中国社会大健康事业不能没有中医！